人生必须知道的健康知识
科普系列丛书

耳鼻咽喉头颈外科

漫谈感官世界
MANTAN GANGUAN SHIJIE

总 主 编　郑静晨

本册主编　单希征　孙 勍

中国科学技术出版社

·北 京·

图书在版编目（CIP）数据

耳鼻咽喉头颈外科:漫谈感官世界/单希征,孙勍主编. —北京:中国科学技术出版社,2012.8

（人生必须知道的健康知识科普系列丛书/郑静晨总主编）

ISBN 978-7-5046-6168-5

I. ①耳… II. ①单… ②孙… III. ①耳鼻咽喉病－诊疗－问题解答②头部－疾病－诊疗－问题解答③颈－疾病－诊疗－问题解答 IV. ①R762－44②R65－44

中国版本图书馆CIP数据核字（2012）第170908号

策划编辑	徐扬科
责任编辑	吕　鸣
责任校对	孟华英
责任印制	李春利
封面设计	潘通印艺文化传媒
版式设计	周新河　程　涛　王　乐

出　　版	中国科学技术出版社
发　　行	科学普及出版社发行部
地　　址	北京市海淀区中关村南大街16号
邮　　编	100081
发行电话	010-62173865
传　　真	010-62179148
投稿电话	010-62176522
网　　址	http://www.cspbooks.com.cn

开　　本	720mm×1000mm　1/16
字　　数	200千字
印　　张	17.5
印　　数	1—10000册
版　　次	2012年8月第1版
印　　次	2012年8月第1次印刷
印　　刷	北京佳信达恒智彩色印刷有限公司

书　　号	ISBN 978-7-5046-6168-5 / R·1603
定　　价	43.00元

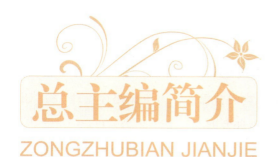

总主编简介

ZONGZHUBIAN JIANJIE

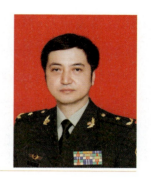

　　郑静晨，中国工程院院士、国务院应急管理专家组专家、中国国际救援队副总队长兼首席医疗官、中国武警总部后勤部副部长兼武警总医院院长，中国武警总医院现代化医院管理研究所所长。现兼任中国医学救援协会常务副会长、中国医院协会副会长、中国灾害防御协会救援医学会副会长、中华医学会科学普及分会主任委员、中国医院协会医院医疗保险专业委员会主任委员、中国急救复苏与灾害医学杂志常务副主编等，先后被授予"中国优秀医院院长"、"中国最具领导力院长"和"杰出救援医学专家"荣誉称号，2006年被国务院、中央军委授予一等功。

　　"谦谦为人，温润如玉；激情似火，和善如风"和敬业攀登、意志如钢是郑静晨院士的一贯品格。在他带领的团队中，秉承了"特别能吃苦、特别能学习、特别能合作、特别能战斗、特别能攻关、特别能奉献"的六种精神，瞄准新问题、开展新思维、形成新思路、实现新突破、攻克前进道路上的一个又一个堡垒，先后在现代化医院管理、灾害救援医学、军队卫勤保障、医学科学普及、社会公益救助等领域做出了可喜成就。

　　在现代化医院管理方面，凭借创新思维实施了"做大做强、以优带强"与"整体推进、重点突破"的学科发展战略，秉承"不图顶尖人才归己有，但揽一流专家为我用"的广义人才观，造就了武警总医院在较短时间内形成肝移植外科、眼眶肿瘤、神经外科、骨科等一批知名学科，推动医疗技术发展的局面。凭借更新理念，实施"感动服务"、"极致化服务"和"快捷服务补救"的新举措，通过开展"说好接诊一句话，温暖病人一颗心"和"学习白求恩，争当合格医务人员"等培训，让职业化、标准化、礼仪化走进医院、走进病区，深化了卫生部提出的开展"三好一满意"活动的实践。凭借"他山之石可以攻玉"的思路，在全军医院较先推行了"标杆管理"、"精细化管理"、"落地绩效管理"、"质量内涵式管理"、"临床路径管理"和"研究型医院管理"等，有力地促进了医院的可持续发展。

在灾害救援医学领域，以重大灾害医学救援需求为牵引，主持建立了灾害救援医学这门新的学科，并引入系统优化理论，提出了"三位一体"救治体系及制定预案、人员配备、随行装备、技能培训等标准化方案，成为组建国家和省（市）救援体系的指导性文件。2001年参与组建了第一支中国国际救援队，并带领团队先后十余次参加国内外重大灾害医疗救援，圆满完成了任务，为祖国争得了荣誉，先后多次受到党和国家领导人的接见。

在推广医学科普上，着眼于让医学走进公众，提高公众的科学素养，帮助公众用科学的态度看待医学、理解医学、支持医学，有效贯通医患之间的隔阂。提出了作为一名专家、医生和医务工作者，要承担医学知识传播链中"第一发球员"的神圣职责，促使医、患"握手"，让医患关系走向和谐的明天。科普是一项重要的社会公益事业，受益者是全体公民和整个国家。面对科普队伍严重老龄化，科普创作观念陈旧，运行机制急功近利等现象，身为中华医学会科学普及分会主任委员，他首次提出了"公众健康学"、"公众疾病学"和"公众急救学"等概念，并吸纳新鲜血液，培养年轻科普专家，广泛开展学术活动，利用电视和报纸两大载体，加强对灾害救援、现场急救、科技推广、营养指导、健康咨询等进行科普宣传，极大地提高了我国公众的医学科学素养。

在社会公益救助方面，积极响应党中央、国务院、中央军委的号召，发扬人民军队的优良传统，为解决群众"看病难、看病贵"及构建和谐社会，自2005年武警总医院与中国红十字会在国内率先开展了"扶贫救心"活动，先后救助贫困家庭心脏病患儿两千余人。武警总医院由此获得了"中国十大公益之星"殊荣，郑静晨院士获得全国医学人文管理奖。2001年，武警总医院与中华慈善总会联手启动了"为了我们的孩子——救治千名少数民族贫困家庭先心病患儿"行动，先后赴新疆、西藏少数民族地区开展先心病儿童筛查，将有手术适应证的患儿转运北京治疗，以实际行动践行了党的惠民政策，密切了民族感情，受到中央多家主流媒体的跟踪报道。

"书山有路勤为径，学海无涯苦作舟。"郑静晨院士勤奋好学、刻苦钻研，不仅在事业上取得了辉煌成就，在理论研究、学术科研领域也成绩斐然。先后主编《灾害救援医学》《现代化医院管理》《内科循证诊治学》等大型专著5部，发表学术论文近百篇，先后以第一完成人获得国家和省部级科研成果二等奖以上奖7项，其中《重大自然灾害医疗救援体系的创建及关键技术、装备研发与应用》获得国家科技进步二等奖，《国际灾害医学救援系列研究》获得华夏高科技产业创新一等奖，《国内国外重大灾害事件中的卫勤保障研究》获得武警部队科技进步一等奖等。目前，还承担着多项国家、全军和武警科研课题，其中"各种自然灾害条件下医疗救援队的人员、装备标准化研究"为国务院指令性课题。

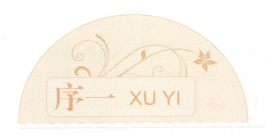

序一 XU YI

健康是人类的基本需要，人人都希望身心健康。世界卫生组织公布的数据表明，人的健康和寿命状况40%取决于客观环境因素，60%取决于人体自身因素。长期以来，人们把有无疾病作为健康的标准。这个单一的健康观念仅关注疾病的治疗，而忽视了疾病的预防，是一种片面的健康观。

在我国，人口老龄化及较低的健康素养教育水平，构成了居民疾病转型的内在因素，慢性非传染性疾病已经成为危害人民健康的主要公共卫生问题，其发病率一直呈现明显上升趋势。据统计，在我国每年约1000万例各种因素导致的死亡中，以心血管疾病、糖尿病、慢性阻塞性肺病和癌症为主的慢性病所占比例已超过80%，已成为中国民众健康的"头号杀手"。慢性病不仅严重影响社会劳动力的发展，而且已经成为导致"看病贵"、"看病难"的主要原因，由慢性病引起的经济负担对我国社会经济的和谐发展形成越来越沉重的压力，考验着我国的医疗卫生体制改革。

从某种层面理解，作为一门生命科学，医学是一门让人遗憾的学科，大多数疾病按现有的医学水平是无法治愈的。作为医生该如何减少这样的困境和尴尬？怎样才能让广大普通老百姓摆脱疾病、阻断或延缓亚健康而真正享受健康的生活？众所周知，国家的繁荣昌盛，离不开高素质的国民，离不开科学精神的浸染；同样，医学科学的进步和疾病预防意识的提升，需要从提高民众的医学科普素质入手。当前，我国民众疾病预防意识平均高度在世界同等国家范围内处于一个较低水平，据卫生部2010年调查结果显示，我国居民健康素养水平仅为6.48%，其中居民慢性病预防素养最低，在20个集团国中排名居后。因此，我们作为卫生管理者、医务工作者，应该努力提高广大民众的医学科学素养，让老百姓懂得疾病的规律，熟悉自我管理疾病的知识，掌握改变生活方式的技巧，促进和提高自我管理疾病的能力，逐步增强疾病预防的意识，这或许是解决我国医疗卫生体系现在所面临困境的一种很好的方式。中华医学会科学普及分会主任委员郑静晨院士领衔主编的《人生必须知道的健康知识科普系列丛书》，正是本着这样的原则，集诸多临床专家之经验，耗时数载，几易其稿，最终编写而成的。

这套医学科普图书具有可读性、趣味性和实用性，有其鲜明的特点：一是文字通俗易懂、言简意赅，采取图文并茂、有问有答的形式，避免了生涩的专业术语和难解的"医言医语"；二是科学分类、脉络清晰，归纳了专家经验集锦、锦囊妙计和肺腑之言，回答了医学"是什么？""为什么？""干什么？"等问题；三是采取便于读者查阅的方式，使其能够及时学习和了解有关医学基本知识，做到开卷有益。

我相信，在不远的将来，随着社会经济的进步，全国人民将逐步达到一个"人人掌握医学科普知识，人人享受健康生活"的幸福的新阶段！

中央保健委员会副主任
卫 生 部 副 部 长
中 国 医 院 协 会 会 长

二〇一二年七月十六日

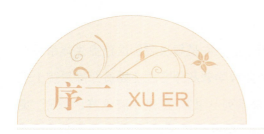

科普——点燃社会文明的火种

科学，是人类文明的助推器；科学家，是科学传播链中的"第一发球员"。在当今社会的各个领域内，有无数位卓越科学家和科普工作者，以他们的辛勤劳动和聪明智慧，点燃了社会文明的火种，有力地促进了社会的发展。在这里，就有一位奉献于医学科普事业的"第一发球员"——中华医学会科学普及分会主任委员郑静晨院士。

2002年6月29日，《中华人民共和国科学技术普及法》正式颁布，明确了科普立法的宗旨、内容、方针、原则和性质，这是我国科普工作的一个重要里程碑，标志着科普工作进入了一个新阶段。2006年2月6日，国务院印发了《全民科学素质行动计划纲要（2006—2010—2020年）》（以下简称《科学素质纲要》）。6年来，《科学素质纲要》领导小组各成员单位、各级政府始终坚持以科学发展观为统领，主动把科普工作纳入全民科学素质工作框架之内，大联合、大协作，认真谋划、积极推进，全民科学素质建设取得了扎扎实实的成效。尽管如此，我国公民科学素质总体水平仍然较低。2011年，中国科协公布的第八次中国公民科学素养调查结果显示，我国具备基本科学素养的公民比例为3.27%，相当于日本、加拿大和欧盟等主要发达国家和地区在20世纪80年代末、90年代初的水平。国家的繁荣昌盛，离不开高素质的国民，离不开科学精神的浸染。所以，科普从来不是纯粹的科学问题，而是事关社会发展的全局性问题。

英国一项研究称，世界都在进入"快生活"，全球城市人走路速度比10年前平均加快了10%，而其中位居前列的几个国家都是发展迅速的亚洲国家。半个多世纪以前，世界对中国人的定义还是"漠视时间的民族"。而如今，在外国媒体眼中，"中国人现在成了世界上最急躁、最没有耐性的地球人"。

人的生命只有一次，健康的生命离不开科学健康意识的支撑。在西方发达国家，每年做一次体检的人达到了80%，而在我国，即使是在大城市，这一比例也只有30%~50%。我国著名的心血管专家洪昭光教授曾指出：目前的医生可分为三种。一种是就病论病，见病开药，头痛医头，脚痛医脚，只治病，不治人。第二种医生不但治病，而且治人，在诊病时，能关注患者心理问题，分析病因，解释病情，同时控制有关危险因素，使病情全面好转，减少复发。第三种医生不但治病和治人，而且能通过健康教育使人群健康水平提高，使健康人不变成亚健康人，亚健康人不变成病人，早期病人不变成晚期病人，使整个人群发病率、死亡率下降。

由郑静晨院士担任总主编的《人生必须知道的健康知识科普系列丛书》的正式出版，必将为医学科普园里增添一朵灿然盛开的夏荷，用芬芳的笑靥化解人间的疾苦折磨，用亭亭的气质点缀人们美好生活。但愿你、我、他一道了解医学科普现状，走近科普人群，展望科普未来，共同锻造我们的医药卫生科技"软实力"。

是为序。

中国科协书记处书记　　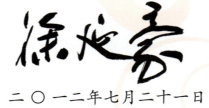
中国科技馆馆长

二〇一二年七月二十一日

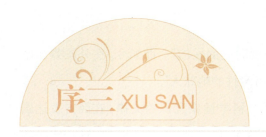

序三 XU SAN

　　"普及健康教育，实施国民健康行动计划"。这是国家"十二五规划纲要"中对加强公共卫生服务体系建设提出的具体要求，深刻揭示了开展健康教育，普及健康知识，提高全民健康水平的极端重要性，是建设有中国特色社会主义伟大事业的目标之一，是改善民生、全面构建和谐社会的重要条件和保障，也是广大医务工作者的职责所系、使命所在。

　　人生历程，生死轮回，在飞逝而过的时光岁月里，在玄妙繁杂的尘世中，面对七情六欲、功名利禄、得失祸福以及贫富贵贱，如何安度人生，怎样滋养健康并获得长寿？是人类一直都在苦苦追问和探寻的命题。为了解开这一旷世命题，千百年来，无数名医大师乃至奇人异士都对健康作了仁者见仁、智者见智的注解。

　　为此，我们有必要先弄明白什么是健康？其实，在《辞海》《简明大不列颠百科全书》以及《世界卫生组织宪章》等词典文献中，对"健康"一词都作过明确的解释和定义，在这里没有必要再赘述。而就中文语义而言，"健康"原本是一个合成的双音节词，这两个字有不同的起源，含义也有较大的差别。具体地讲，"健"主要指形体健硕、强壮，因此，有健身强体的日常用语。《易经》中"天行健，君子以自强不息"说的就是这个意思；而"康"主要指心态坦荡、宁静，像大地一样宽厚、安稳，因此，有康宁、康泰、安康的惯常说法。孔圣人所讲的"仁者寿、寿者康"阐述的就是这个道理。据此，我的理解是"健"与"康"体现了中国文化的二元共契与两极互动，活脱就像一幅阴阳互补、和谐自洽的太极图：健是张扬，是亢奋，是阳刚威猛，强调有为进取；康是温宁，是收敛，是从容绵柔，强调无为而治。正如《黄帝内经》的《灵枢·本神》篇里所讲的："智者之养生也，必顺四时而适寒暑，和喜怒而安居处，节阴阳而调刚柔，如是，则避邪不至，长生久视"那样，才能使自己始终处于一个刚柔相济、阴阳互补的平衡状态，从而达到养生、健康、长寿的目的。而至于那种认为"不得病就意味着健康"的认识，是很不全面的。因为事实上，人生在世，吃五谷杂粮，没有不得病的。即使没有明显的疾病，每个人对健康与否的感觉也具有很大的主观性和差异性。换句话说，觉得身体健康，不等于身体没病。《健康手册》的作者约翰·特拉维斯就曾经说过："健康的人并不必须是强壮的、勇敢的、成功的、年轻的，甚至也不是不得病的。"所以，我认为，健康是相对的、动态的，是身体、心灵与精神健全的完美嫁接和综合体现，是生命存在的最佳状态。

如果说长寿是人们对于明天的希冀，那么健康就是人们今天需要把握的精彩。从古到今，人们打破了时间和疆界的藩篱，前赴后继，孜孜以求，在奔向健康的路上，王侯将相与布衣白丁，医生、护士与患者无不如此。从"万寿无疆"到"永远健康"，这里除了承载着一般人最原始最质朴的祈求和祝愿外，也包含了广大民众对养生长寿之道的渴求。特别是随着社会的进步、经济的发展、人们生活水平和文明程度的提高，健康已成为当下大家最为关注的热点、难点和焦点问题，一场全民健康热、养生热迅速掀起。许多人想方设法寻访和学习养生之道，有的甚至道听途说，误入歧途。对此，我认为当务之急就是要帮助大家确立科学全面的养生观。其实，古代学者早就提出了"养生贵在养性，而养性贵在养德"的理论。孔子在《中庸》中提出"修生以道，修道以仁"，"大德必得其寿"，讲的就是有高尚道德修养的人，才能获得高寿。而唐代著名禅师石头希迁（又被称为"石头和尚"）无际大师，91岁时无疾而终。他曾为世人开列的"十味养生奇方"中的精要就在于养德。他称养德"不劳主顾，不费药金，不劳煎煮"，却可祛病健身，延年益寿。德高者对人、对事胸襟开阔，无私坦荡，光明磊落，故而无忧无愁，无患无求。身心处于淡泊宁静的良好状态之中，必然有利于健康长寿。而现代医学也认为，积德行善，乐于助人的人，有益于提高自身免疫力和心理调节力，有利于祛病健身。由此，一个人要想达到健康长寿的目的，必须进行科学全面的养生保健，并且要清醒地认识到：道德和涵养是养生保健的根本，良好的精神状态是养生保健的关键，思想观念对养生保健起主导作用，科学的饮食及节欲是养生保健的保证，正确的运动锻炼是养生保健的源泉。

"上工不治已病治未病"，意思是说最好的医生应该预防疾病的发生，做到防患于未然。这是《黄帝内经》中最先提出来的防病养生之说，是迄今为止我国医疗卫生界所遵守的"预防为主"战略的最早雏形。其中也包含了宣传推广医学科普知识，倡导科学养生这一中国传统健康文化的核心理念。然而，实事求是地讲，近些年来，在"全民养生"的大潮中，相对滞后的医学科普宣传，却没能很好地满足这一需求。以至于出现了一个世人见怪不怪的现象：内行不说，外行乱说；不学医的人写医，不懂医的人论医。一方面，老百姓十分渴望了解医学防病、养生保健知识；另一方面，擅长讲医学常识、愿意写科普文章的专家又太少。加之，中国传统医学又一直信奉"大医隐于民，良药藏于乡"的陈规，坚守"好酒不怕巷子深"的陋识，由此，就为那些所谓的"神医大师"们粉墨登场提供了舞台和机会。可以这么说，凡是"神医大师"蜂拥而起、兴风作浪的时候，一定是医疗资源分配不均、医学知识普及不够、医疗专家作为不多的时候。从2000年到2010年，尽管"邪门歪道"层出不穷，但他们骗人的手法却如出一辙：出书立传、上节目开讲坛、乃至卖假药卖伪劣保健品，并冠以"国家领导人保健医生"、"中医世家"、"中医教授"等虚构的身份、虚构的学历掩人耳目，自欺欺人。这些乱象的出现，我认为，既有医疗体制上的多种原因，也有传统文化上的深刻根源，既是国人健康素养缺失的表现，更是广大医务工作者没有主动作为的失职。因此，我愿与同行们在痛定思痛之后，勇敢地站出来，承担起维护医学健康的社会责任。

无论是治病还是养生，最怕的是走弯路、走错路，要知道，无知比疾病本身更可怕。世界卫生组织前总干事中岛宏博士就曾指出："许多人不是死于疾病，而是死于无知。"综观当今医学健康的图书市场，养生保健类书籍持续热销，甚至脱销。据统计，在2009年畅销书的排行榜上，前20名中一半以上与养生保健有关。到目前为止，全国已有400多家出版社出版了健康类图书达数千种之多。而这其中，良莠不齐，鱼目混珠。鉴于此，出于医务工作者的良知和责任，我们以寝食难安的心情、扬清激浊的勇气和正本清源的担当，审慎地邀请了既有丰富临床经验又热衷于科普写作的医疗专家和学者，共同编写了这套实用科普书籍，跳出许多同类书籍中重知识宣导、轻智慧启迪，重学术堆砌、轻常识普及，重谈医论病、轻思想烛照的束缚，从有助于人们建立健康、疾病、医学、生命认识的大视野、大关怀、大彻悟的目的出发，以常见病、多发病、意外伤害、诊疗手段、医学趣谈等角度入手，系统地介绍了一系列丰富而权威的知病治病、自救互救、保健养生、康复理疗的知识和方法，力求使广大读者一看就懂、一学就会，从而相信医学，共享健康。

最后，我想坦诚地说，单有健康的知识，并不能确保你一生的健康。你的健康说到底，还是应该由自己负责，没有任何人能替代。你获得的知识、学到的技巧、养成的习惯、作出的选择以及日复一日习以为常的生活方式，都会影响并塑造你的健康和未来。因此，我们必须从现在开始，并持之以恒地付诸实践、付诸行动。

以上就是我们编写此书的初衷和目的。但愿能帮助大家过上一种健康、幸福、和谐、美满的生活，使我们的生命更长久！

中 国 工 程 院 院 士
中华医学会科普分会主任委员
中国武警总部后勤部副部长
武 警 总 医 院 院 长

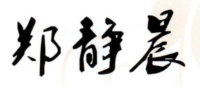

二〇一二年七月于北京

前言 QIANYAN

在编写这本小册子过程中，既是写作，更多的是学习。初次尝试科普写作，面临的挑战可想而知：既缺乏经验，又无人指导，没有捷径可言，全靠摸索、领悟，并在实践中不断总结。

笔者经常在专业与普及之间徘徊。寓教于乐是科普的基本要求，但科学的严肃性与普及的生动性，常常是一对矛盾，如何拿捏，颇费思量；有趣的不准确，准确的少趣味；把握平衡是一门艺术。

寓教于乐是科普的基本要求，但科学的严肃性与普及的生动性，确实是一对矛盾。

据说，国外专家在写作科普读物时，也常常遇到同样的问题。科学家在做科普工作的过程中，需要把科学术语转换成通俗的语言甚至故事来表达，作为科学家的作者常常会觉得：有些重要的信息难以用某种方式进行准确、有效传达。另一方面，不同的人，对科技传播的侧重点也很不一样。如：《Science》杂志上的一篇论文，也许内容90%是正确的，但媒体、读者往往更喜欢关注不那么准确的10%内容。在传播内容的准确性和大众兴趣之间寻找平衡，在专家与普通大众之间架桥，填平鸿沟，实现有效沟通，把握这个分寸需要艺术。

在一些发达国家却相反，很多专业，诸如自然、地质、人类学专家都工作在博物馆。反观国内，博物馆虽然有研究员，但只是职称岗位，在学术上有影响的人少之又少，大部分科学家集中在研究所。实际上，博物馆直接面对大众，同时享有丰富的研究资料，更有机会做出世界级成果，也更有机会传播这些知识。 因此，我们医疗专业从业人员，还肩负着弘扬科学精神、科普传播和普及卫生知识的职责，应当为提高人民生活水平作出更大贡献。

有人从如何带小学生参观博物馆，就如何搞科普教育，提出关注细节很重要。

目前很多科普宣传追求创新：图文并茂，幻灯、视频手段不一而足，内容、形式不可谓不丰富，而人的求知心理常被忽视。将科学知识、科学原理和盘托出，"苹果"往往伸手可及，读者失去了跳一跳得到的乐趣和成就感。简单、直接的知识灌输，难以激发读者的浓厚兴趣，更难留下深刻印象。

科普不仅要向人普及科学技术知识，更重要的是倡导科学方法、传播科学思想、弘扬科学精神。科普工作在抱怨公众关注不多、国家支持不够时，当网络游戏的"魔力"日益让家长和社会感到不安时，人们真应该就科普进行一番科学的反思。如果科普的内容和形式与公众的需求渐行渐远，科普的命运可想而知。要将青少年从痴迷网络游戏转向热衷科普活动，就必须开出比网络游戏更有吸引力的菜单。

科学上，提出一个问题往往比解决一个问题更难重要。

从内容的取舍上，笔者从临床实践中选取最常见、最基本的内容招手，作为一个年轻的群体，本书的作者愿意尽其所能，为医患沟通与交流，促进健康教育，从最基础的内容做起，这本小册子，就是一种尝试。

单希征

二〇一二年六月

C 目录
CONTENTS

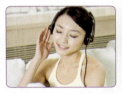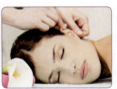

耳——听风篇

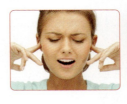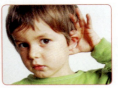

耳鸣——畅听篇

鼻——闻香篇

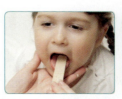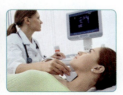

咽喉——妙音篇

头颈——颈颈有条

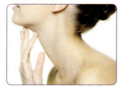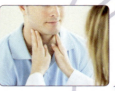

不再眩晕

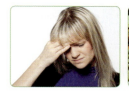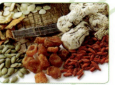

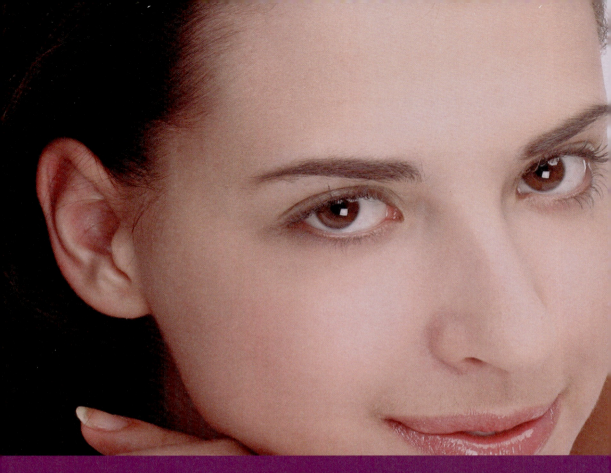

ER
——TINGFENG PIAN

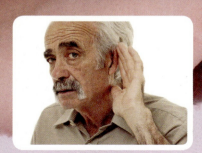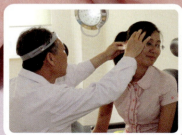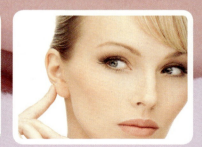

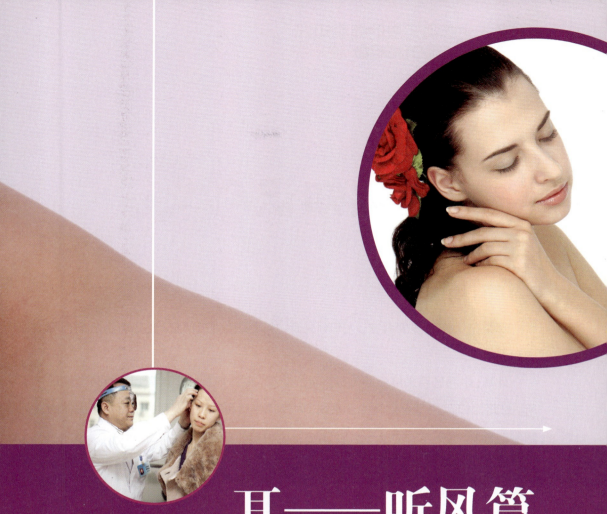

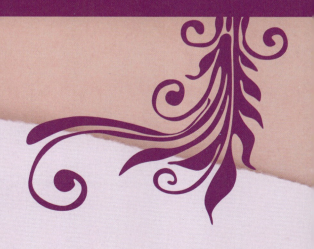

耳——听风篇

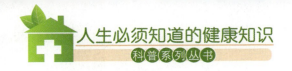

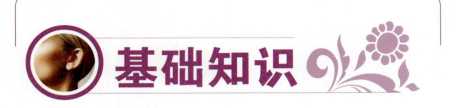

基础知识

耳的构成

　　耳朵是人体重要的器官。人耳分外耳、中耳和内耳三部分，主要功能是主管听觉和人体平衡。

　　外耳、中耳是用来接受并传导声音的装置，内耳则是感觉声音和分析声音的场所。因此，外耳、中耳合称为传音系统，内耳称为感音系统。内耳的前庭器与人体的触觉的场所、深感觉、视觉一起协调维持人体平衡。

　　耳朵出现疾病主要影响人的听力和语言功能。特别是婴幼儿，一旦耳聋，则会出现又聋又哑的情况。

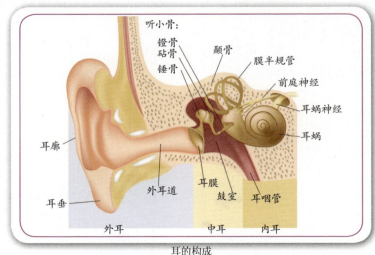

耳的构成

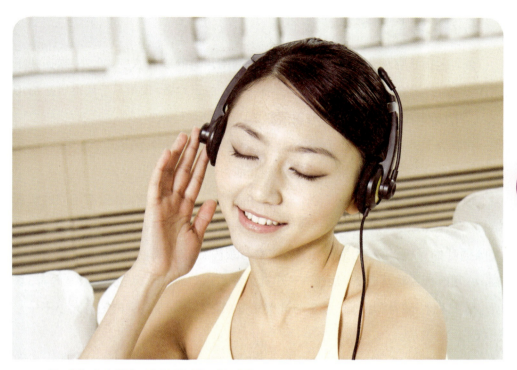

耳——听风篇

人是怎样听到声音的

声音是一种物理现象，具有振动与波动的特性。

声音在空气中传播，经耳廓集音，通过外耳道，传导至中耳，振动鼓膜。听骨链具有杠杆效应，使声音增强。内耳耳蜗部分司听觉感受。声音经中耳进入内耳，振动外淋巴液，兴奋位于膜迷路内的Corti器，形成生物电兴奋，经听神经传导至大脑颞上横回（听觉皮层中枢），产生听觉。

听觉系统，不仅有传入功能，还有传出功能。1978年，英国学者Kemp在外耳道监测到由内耳释放到外耳道的音频能量，称为耳声发射。目前，耳声发射已经广泛应用于听觉机制研究、听力筛查、客观听觉测试、听力监测、听觉疾病的诊断和鉴别诊断，加深了人们对听觉系统的认识。听觉产生不单纯是被动的过程，耳蜗还具有精细的自主调节功能。

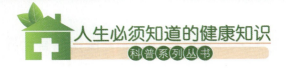

小耳朵大功能

外耳包括耳廓及外耳道，主要有聚集并传导声音的放大效应。此外，根据共振原理：一端封闭的管腔对特定波长有共振效应。由于共振，使得声音获得增益约10分贝，因此双耳廓对声源定位也有重要意义。

中耳介于外耳与内耳之间，包括鼓室、咽鼓管、鼓窦和乳突等几个重要部分，是人体含气腔之一，容积约2毫升。中耳主要功能为传导声音。

鼓室也是中耳腔，形状好像一个直立的小盒子，有六个壁，各壁有不同的解剖结构。外壁为鼓膜，内壁为内耳的外壁，有圆窗及卵圆窝；上壁为鼓室天盖，也是大脑颞叶的骨板；下壁为薄骨板，将鼓室与颈静脉球分隔；前壁有开口通向鼻咽腔，称咽鼓管或称耳咽管；后壁有一小孔为鼓窦入口通向乳突气房。鼓室内有3块听小骨：锤骨、砧骨和镫骨。鼓室与乳突之间由鼓窦相连；乳突内还有大小不一，形状不同的气房。

内耳又称迷路。因内耳的结构细微精致，管道盘旋，如同"迷宫"一样，故人们称内耳为迷路。它深藏在颞骨内。内耳迷路的外壳由骨质构成，称骨迷路。骨迷路内有膜性盘旋管道称膜迷路。无论是骨迷路或膜迷路都充满液体，医学上称为外淋巴液和内淋巴液。淋巴液能对振动产生波动，这种波动是内耳能感受声音的原因。内耳分为3部分，由半规管、前庭和耳蜗组成。半规管和前庭主要对人身体平衡功能起作用。耳蜗则主管听觉感受。内耳主司声音感受及身体平衡控制。

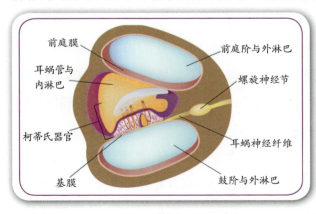

前庭膜

耳蜗管与内淋巴

柯蒂氏器官

基膜

前庭阶与外淋巴

螺旋神经节

耳蜗神经纤维

鼓阶与外淋巴

耳蜗

什么是鼓膜，它有什么功能

鼓膜又称耳膜，距外耳道口2.5~3厘米，构成外耳道内壁，中鼓室外壁。鼓膜由外层的上皮组织、内层的黏膜组织、中间的放射状和环状纤维层三层构成。

鼓膜有弹性和张力。鼓膜外观呈灰白色，有光泽，呈半透明状。锤骨柄自上而下嵌附在鼓膜上，位于鼓膜中央，因而声音进入向内牵拉鼓膜，使之呈漏斗状，很像收音机上的扬声器。中央最凹陷处称鼓膜的脐部。

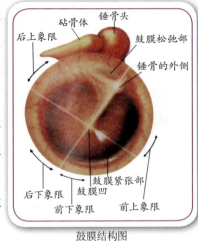

鼓膜结构图

鼓膜具有集音和扩音的作用，声波振动传到鼓膜，引起鼓膜振动，通过听小骨及周围空气振动传至卵圆窗，振动内外淋巴液变为液波，振动基底膜，使内耳的神经细胞受到刺激后，通过听神经传导到大脑中枢，从而产生听觉。

如果鼓膜破裂或穿孔，会使听觉敏感度降低，而且细菌易直接侵入中耳腔而发生中耳炎。

听骨链是怎么回事

听骨链是指鼓室内呈锁链状结构的3块听小骨，包括：锤骨、砧骨和镫骨。锤骨在最外侧，锤骨柄与鼓膜相连，锤骨小头位于上鼓室与砧骨体的关节面相接。砧骨长脚连接镫骨小头。3块听小骨以关节相连，可以灵活运动。鼓膜振动

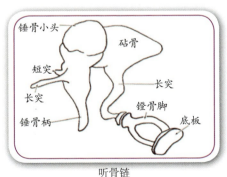

听骨链

时，整个听骨链随之而动，所以听小骨的正常连接是人耳传音的重要组成部分。3块听小骨其中任何一个被病变腐蚀破坏或受到外伤都有可能使听骨链中断，致使听力下降。

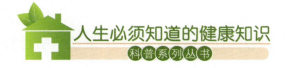
什么叫耳咽管，它有什么用

耳咽管又称咽鼓管，是耳和鼻、咽部相通的管道。耳咽管的一端开口在中耳鼓室前壁，向内、向下、向前通向另一端，开口于鼻咽部的外侧壁。成人耳咽管全长3.5厘米，近鼓室段为骨部，经常是开放的。近鼻咽段是软骨部，平时是关闭的。当在吞咽、咀嚼、打哈欠或用力擤鼻时才开放，起到调节鼓室内、外压力和引流的作用。

耳咽管功能有：

通气功能　保持中耳腔的气压与外界气压平衡。

保护功能　防止鼻咽部的分泌物及病原进入中耳腔并保护中耳不受鼻咽部声压、气压变化影响。

清洁功能　咽鼓管内黏膜纤毛能清除中耳腔内积聚的液体、分泌物和碎屑等。

以上功能由肌肉活动使耳咽管间歇开放的方式来完成。

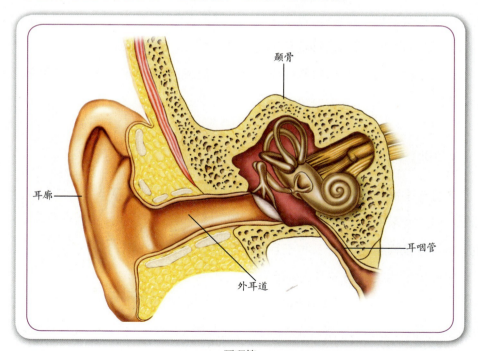

颞骨

耳廓

耳咽管

外耳道

耳咽管

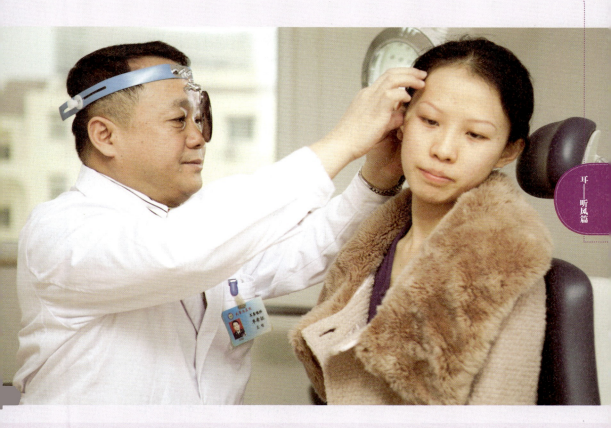

常用的听力检查有哪些，意义何在

常用的听力检查及临床应用有：

纯音测听　明确听力有无损失，初步判断听力损失程度及性质，可以进行耳鸣的频率匹配及响度测试。

声导抗测听　了解鼓膜完整性及活动度，传音功能及听觉反射弧完整性。

听性脑干反应　了解听觉通路的完整性。

耳声发射　了解耳蜗外毛细胞功能状态。

多频稳态测试　对婴幼儿进行分频率的客观听力评估，为验配助听器提供依据。

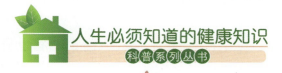
耳朵与维持平衡有关吗

内耳不仅有听觉功能，还兼有平衡功能。在内耳部分，除听觉感受器耳蜗之外，还有一些结构：三对半规管，分别对应感受空间三维旋转运动；在耳蜗与半规管之间的前庭，有椭圆囊及球囊，组织结构相似，位置相邻但不在同一平面（夹角70°~110°），由椭圆囊感受头在矢状面上的静平衡和直线加速度，球囊感受额状面上的静平衡和直线加速度。

前庭感受器接受刺激，产生电兴奋，上传至中枢，并与神经中枢其他传出部分联系，因此，眩晕患者不仅晕，而且会有恶心、呕吐、冷汗、面色苍白等自主神经功能失常之表现，仔细观察，还可见到患者有不自主但有规律的眼球运动，医学上称之为"眼球震颤"。

耳朵是如何维持平衡的呢

一般而言，前庭、视觉和本体感觉三个系统共同维持人体平衡，其中，内耳的前庭感受器尤为重要，为专职维持平衡的器官。前庭系统主要的功能为侦测地心引力。半规管结构及其内淋巴液的流动可以感受旋转时三维空间的加速度，当个体进行加速或减速活动时，会调整头部倾斜的位置，以维持身体的平衡，在撞到东西或跌倒时能随即做出反应，保护身体。前庭能将各种刺激转化为神经电活动，将生物电信号传递给大脑皮层中枢，经过加工整合，共同协调身体保持平衡状态。一个盲人落入水中仍能维持平衡，就说明人体在无视觉和本体感受的情况下，只要前庭感受器功能正常，仍能维持身体平衡。

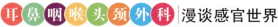
人到老年为什么会"失聪"

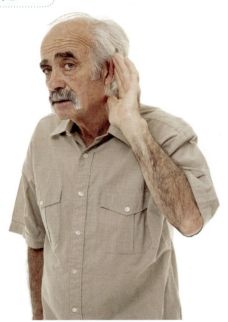

老年"失聪"在医学上叫老年性耳聋。老年性耳聋是人体老化过程在听觉器官中的表现。

老年性耳聋的发生因人而异。研究证实：40岁以后耳声发射出现变化，高频听力出现减退，年过50以后低频听力亦随之出现减退。

老年性耳聋的发病机理较为复杂，目前尚不明确。有资料表明伴有高脂血症的老年患者中，老年性耳聋的发病率明显高于血脂正常组。高血脂促进老年性耳聋，除因脂质沉积使外毛细胞和血管纹变性、血小板聚集及红细胞淤滞、微循环障碍外，还可能与过氧化物对听觉感受器中生物膜和毛细胞的直接损害有关。耳蜗底周末端螺旋器和相关的神经萎缩，故表现为进展缓慢的双侧性、高频下降为主的感音神经性耳聋。

另外，老年人由于骨质增生和沉着，使内耳内听道及附近的骨性小孔和小管狭窄或闭塞，相应的神经纤维、螺旋神经节萎缩，神经细胞减少，这可能是老年性耳聋的又一病因。

老年性耳聋与其他神经性耳聋不同，不仅内耳发生退变，大脑听觉中枢也有退变，因此听力和言语识别能力均下降，并且常常是"低声说听不见，大声说嫌人吵"，医学上称"重振现象"。这些老人对别人的低声说话听不见，而说话者提高嗓门又被老人认为吵人；还有的老年人则表现为，与声音熟悉的老朋友、老同事交谈能听清，而与陌生人说话时，就常因听不清而"打岔"、答非所问。所以，老年性耳聋往往容易被误解为装聋作哑。

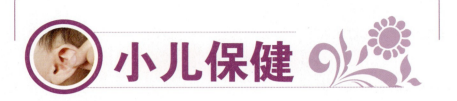

小儿保健

婴幼儿应采取何种姿势哺乳以防耳病

因为小儿耳咽管短而宽且平行，细菌易侵入，所以在给小儿喂奶时特别要注意。如果头位偏低，奶汁易进入中耳发生中耳炎。再加上小儿食道较短，食道下段肌肉发育也不完善，在小儿吞咽时乳汁和空气一起被吞入胃内出现肚子胀。此时，易使乳汁返流，也就是常说的小儿溢奶。这样，奶汁一部分吐出嘴外，还有一部分在鼻咽喉部经过耳咽管进入中耳，从而导致中耳炎。

婴幼儿急性中耳炎有什么表现

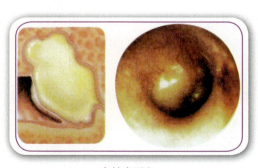

急性中耳炎

急性中耳炎是小儿时期常见的疾病，主要因为耳咽管较成人短且平行，增殖体又多肥大，易堵塞后发生感染。中耳炎主要症状是阵发性耳痛。小儿不会表达，故常见一阵阵啼哭，用手抓耳朵、摇头，同时伴有全身发热。出现以上情况，家长要立即带孩子去医院，及时检查治疗，以防延误时机转变为慢性耳流脓病。

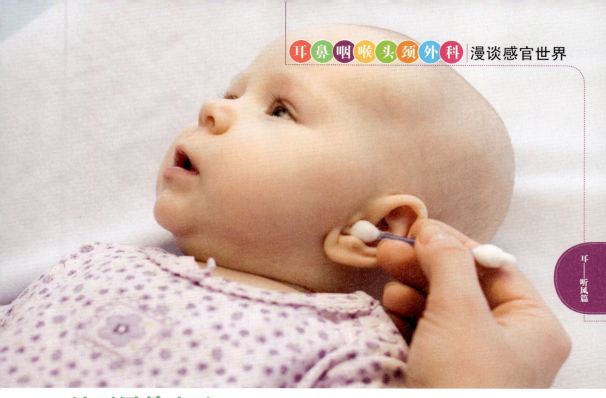

油耳屎是病吗

　　耳屎也称耵聍，是由外耳道软骨部的耵聍腺分泌产生的。耵聍有干湿两种。遇空气干燥后呈薄片状的干耵聍，常可通过咀嚼、张口等动作自然排出；黏稠的油脂状的湿耵聍，即人们说的"油耳屎"。这种耳屎因其较黏稠，排出困难，容易造成潴留，被外耳道脱落的上皮包裹，日久容易形成耵聍栓塞，影响听力，合并感染时还可出现剧烈疼痛。因此，油耳屎尽管不是病，但仍应经常清洁，以避免上述情况发生。

如何清洁宝宝的耳朵

　　正常外耳道的耵聍，可通过下颌关节的运动自然排出，但小儿由于肌肉松弛，下颌关节活动无力或外耳道狭窄等，排出困难，日久则形成栓塞。如何清洁呢？能活动的耵聍可直接用耳镊夹出；坚硬而又紧塞者，先用耵聍水滴耳使之软化，再取出；位置较深，距鼓膜较近的耵聍应到医院就诊，尽量采用经外耳道冲洗的方法取出，避免损伤外耳道。

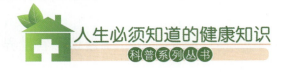
婴儿抓耳朵警惕外耳道湿疹

婴幼儿几乎都患过不同程度的外耳道湿疹。发疹前，婴幼儿常因局部瘙痒而有目的不明确的搔抓行为，甚至烦躁不安、哭闹。过敏体质婴幼儿更为常见。轻者皮肤损害为局部充血、粗糙或为鳞屑样；重者皮肤红肿出现红斑。因此，如果发现宝宝抓耳朵，应该警惕，并尽早到医院就诊，予以排除和治疗。

"拴马桩"与"耳前仓"真是有福气吗

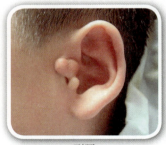

副耳

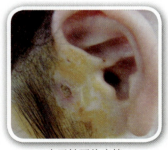

先天性耳前瘘管

"拴马桩耳"，也称副耳，俗称耳赘，多位于耳屏周围。其形态多种多样，但最多见的还是一个小肉赘。可单发或多发，内含有软骨组织和小血管。传统认为，副耳会给人们带来好运，所以多数人不愿意切除。也有的人认为，副耳与神经相连，担心切除会影响脑子或有其他的不良后果。实际上这些观念都是错误的。近年来，多数人因为副耳影响美观而要求手术。

"耳前仓"，也称先天性耳前瘘管，是最常见的先天性耳廓畸形，多无明显症状，但如有继发感染，可引起耳前感染、疼痛，甚至形成脓肿，而且可能反复继发炎症发作。如果说"拴马桩"仅仅影响到了美观，那"耳前仓"给患者带来的麻烦可能要更大一些，所以，如果有过感染，还是建议尽早手术将其完整切除。

新生儿听力筛查没通过怎么办

新生儿听力筛查是通过耳声发射、自动听性脑干反应和声阻抗等电生理学技术，在新生儿出生后自然睡眠或安静的状态下进行的客观、快速和无创的检查。新生儿在出生48小时以后，要接受初次听力筛查；未通过初筛者，在42天左右接受听力复

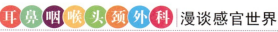

查；42天复查仍未通过者，在3个月左右进行听力诊断性检查。确诊为听损伤的患儿应及时到医院的专科进行相应的医学干预。对永久性感音神经性听觉障碍患儿，应首选戴助听器，一般可在6月龄开始验配并定期进行调试及评估，以达到助听器效果优化。对双侧重度或极重度感音神经性听力障碍患儿，应用助听器效果甚微或无明显效果，要进行人工耳蜗术前评估，考虑进行人工耳蜗植入，并进行言语训练。

耳聋会遗传吗

　　在先天性耳聋中，大约50%是由遗传因素引起的。目前发现，人类基因组中有200个基因与耳聋的关系密切。父母在向子女传递遗传信息时，分别来自父母的两组染色体随机组合传递给下一代，这样父母的一些特征就传给了子女。如果父母传递给子女的染色体中携带致聋基因，子女就有出现耳聋的可能性。当然，遗传性耳聋的遗传方式比较复杂，与致聋基因位于常染色体或性染色体的不同以及显性遗传与隐性遗传的不同都有密切关系。所以就有可能出现先天性耳聋的父母所生的孩子无听力障碍，而听力正常的父母却生下了耳聋的孩子。

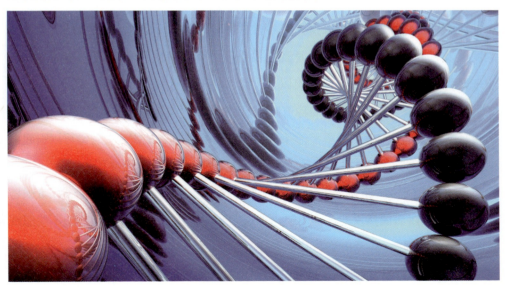

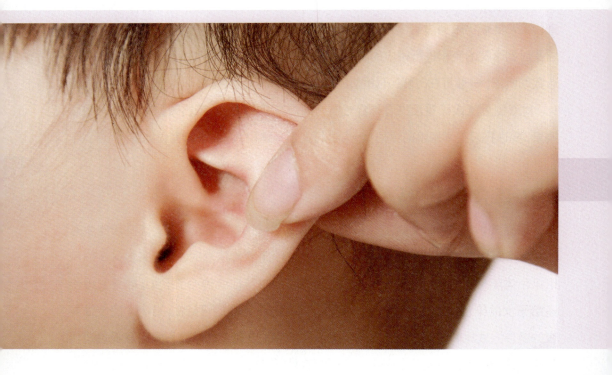

哪些传染病可以引起儿童耳聋

在新中国成立初期，传染病是聋哑症的第一号敌手。现在，随着我国卫生事业的发展及预防工作的普及，这类耳聋的发病已经有明显的下降，但仍不能忽视。一般来说引起后天性耳聋的传染病有以下几种。

流行性感冒　流行性感冒简称流感，是目前影响人类健康的常见致病因素。流感病毒轻度感染者可恢复，如重症感染延误治疗可导致耳聋的发生。病毒可以引起大疱鼓膜炎和中耳炎，如侵犯内耳、神经系统，可突然发生感音神经性耳聋。

流行性腮腺炎　常见于儿童，多为一侧耳全聋。因为另一侧耳听力正常，家长容易忽视，数年以后偶然发生一侧耳听力损害。所以，一旦儿童患了腮腺炎，不能忽视其听力是否有损害，应及时到医院检查和治疗。

麻疹　目前已不多见，新中国成立初期是引起耳聋发病较高的疾病。

带状疱疹和水痘 二者均为病毒引起的疾病，均可致耳聋。水痘目前已濒临绝迹。耳带状疱疹主要侵犯面神经膝状神经节，可引起面神经麻痹。也可出现眩晕、恶心、呕吐等前庭症状。一般前庭症状可以逐渐消失，但耳聋、耳鸣较顽固。

脑膜炎 流行性脑膜炎和结核性脑膜炎均可以引起感音神经性耳聋。一般流脑后遗症的耳聋较为常见。感染通过血液循环进入内耳，耳聋程度较重，流脑多发生在幼儿，常常影响语言发育，形成聋哑，应及时明确诊断后进行语言训练。

总之，由于各种传染病引起的耳聋多发生在儿童时期，所以传染病一旦发现要及时治疗，对于听力有明显损害者，如伴有语言障碍，可佩戴助听器进行语言训练，使他们和正常儿童一样学会说话，不发展成为聋哑人。

耳——听风篇

小耳畸形什么时候接受手术为宜

先天性小耳及外耳道闭锁可行手术治疗提高听力。若双耳畸形、严重影响听力，以致妨碍学习说话，应在学习语言前进行一侧手术，让患儿听到声音学习语言，另一侧耳待成年后再做手术。如单侧畸形，不影响学话者，可缓行手术。如耳廓残缺仅存不规则突起，耳道闭锁伴中耳畸形并累及内耳，听力呈混合聋，因内耳功能已受损者，不适宜手术治疗。

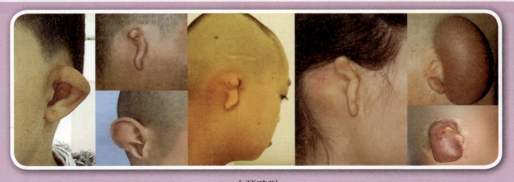

小耳畸形

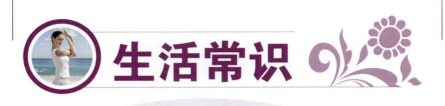

生活常识

游泳时应怎样保护耳朵

1）游泳前，应该检查外耳道有无耵聍。如外耳道内有耵聍，必须取出。否则，游泳时水进入耳内，耵聍被泡胀后容易发炎引起耳痛。

2）在中耳炎急性期和活动期最好不要游泳。

3）有慢性中耳炎病史者，鼓膜穿孔一定要带好耳塞，防止水进入耳内。最好将鼓膜修补好后再游泳。

4）正常人在游泳时，耳朵里进水可以在上岸以后用拇指和食指将耳廓向后上方牵拉，头偏向被牵拉耳的一侧，使耳孔尽量朝下，单脚蹦跳几次，即可使外耳道的水流出。因为正常耳的鼓膜是完整的，进了水以后，如及时排出不会引起大的病变。

5）还要注意不能呛水，以免使游泳池的水通过耳咽管进入中耳内，使中耳炎复发。

6）跳水时一定要注意水的深浅、水底的情况，更要注意跳水的姿势和方法，尽量不要使耳朵直接受水的拍击，以免发生鼓膜破裂。

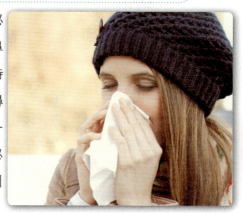

为什么擤鼻方法不正确也可导致中耳炎

擤鼻是每个人都会的一种排除鼻腔分泌物的方法。但是如果擤鼻方法不正确，可将鼻腔内的分泌物压入咽鼓管导致中耳感染，特别在鼻炎、鼻窦炎发病期尤为重要，正确的擤鼻方法是将一侧鼻孔堵住，适度用力将另一侧鼻腔分泌物排出，然后再擤另一鼻孔分泌物。双侧交替擤鼻才是正确的方法，否则会引起中耳炎。

耳朵里怎么会有水

这里讲的耳朵里有水，指的是中耳腔内积液。为什么中耳腔会有水呢？原因主要是鼻腔和耳朵内相通的耳咽管黏膜肿胀，管腔阻塞，致使中耳的通气、引流不畅造成中耳积液。此病多发生在幼儿，因幼儿的腺样体肥大可以直接堵塞耳咽管口妨碍引流造成。此外病毒感染、缺乏免疫力、代谢失常、鼻咽部肿瘤等都可能因耳咽管阻塞造成耳朵里的积水。临床上称这种病为渗出性中耳炎。

外耳道进异物怎么办

常见的异物有哪些 ①多见于儿童，小儿玩耍时往往因好奇心强而喜欢将小物体塞入外耳道内，如玻璃珠子、珍珠粒、谷粒、麦子、豆类、小果核、石子、铁屑等；②成人多为挖耳时遗留小物体，如棉签、牙签等；③考试作弊者将金属接收器放入外耳道内取不出来；④理发时短头发误入外耳道内；⑤在不洁净的水中游泳，漂浮物及小动物进入外耳道内，如绿藻、水蛭等；⑥外伤或工作时异物溅入外耳道内，如水泥浆、碎石、金属片、炸药等；⑦睡觉时小昆虫进入外耳道内，如蟑螂、蚂蚁、蚊

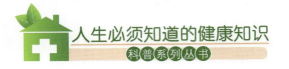
虫、蜘蛛、苍蝇、飞蛾等。

外耳道异物都有哪些症状呢 一般小而无刺激性异物可能没有症状，异物越大越接近耳膜，不适症状越明显。主要是耳痛，听力下降，耳鸣，偶有发射性咳嗽或眩晕。若是活动性昆虫可有爬行骚动感，可引起剧烈耳痛，惊恐不安。若为豆类异物吸收水分后泡胀，还可使外耳道发炎。尖锐的异物可损伤耳膜。

出现外耳道异物该怎么办 及时就医是正确选择，因为外耳道狭窄弯曲，自行取出很困难，还可能损伤外耳道皮肤，引起出血和感染，还可能将异物越推越深，甚至引起耳膜穿孔，给医生治疗增加难度。

怎样使用滴耳药

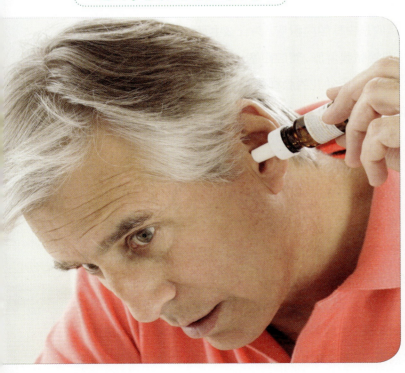

中耳炎能不能早期治好的重要原因之一是准确掌握滴耳药的使用方法。

滴耳药常见药物

1）3%双氧水：清洁外耳道不干净的耵聍、分泌物及碎屑，直到起泡沫擦拭干净为止。

2）氧氟沙星滴耳剂：是杀菌、消炎的药水。

3）2%酚甘油滴耳剂：是在急性期止痛消炎药。

4）3%硼酸酒精：亦

是消炎药水。

滴耳药常用方法

1）患者侧卧，病耳向上，将药液滴入耳内3～5滴，牵拉耳廓向外上方，并用手指按压耳屏5～10次。若药液进入口内，效果最好，说明与耳相通的耳咽管是通畅的。

2）滴耳后侧卧10分钟左右，用棉球堵住耳孔后可起身，如对侧耳亦有病需用同法滴入。

3）有些耳病患者需鼻内用药，可先在肩下垫枕头后仰或仰卧头向下，或坐位头向后向下，鼻孔朝上，将药液从鼻孔侧壁滴入，每侧3～4滴，然后挤压鼻子，平卧10分钟左右起身。儿童虽无鼻病，但为治疗耳病，鼻内用药也有好处。

鼓膜外伤如何处理

鼓膜外伤破裂穿孔后，若病情不重，穿孔不大，又无感染时，多可自行愈合，但必须注意几点：

1）保持外耳道清洁干燥。外伤后可用碘伏、酒精消毒外耳道皮肤上的血痂，用消毒棉球轻轻塞在外耳道口，以防感染；

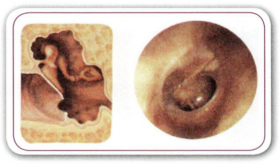

鼓膜穿孔

2）禁用水冲洗外耳道，也不要用任何药物滴耳，因为这样不但无益，相反还会使病菌进入中耳引起感染；

3）不要用力擤鼻涕。如有鼻涕，可吸入口中吐出。也可服用一些抗生素类药物，预防感染。如果发生了感染，则按中耳炎的治疗方法进行治疗，还可行手术方法修补鼓膜。

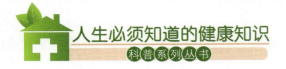
为什么说挖耳是个坏习惯

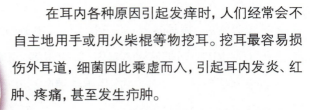

在耳内各种原因引起发痒时，人们经常会不自主地用手或用火柴棍等物挖耳。挖耳最容易损伤外耳道，细菌因此乘虚而入，引起耳内发炎、红肿、疼痛，甚至发生疖肿。

此外，外耳道里面既潮湿又温暖，是真菌和细菌繁殖的温床。当外界不洁之物或洗头水侵入或游泳时污水入内，加上全身抵抗力低下时，这些有害菌就会活动起来，刺激皮肤，常使人们感到耳痒去挖耳。

耳道内的耵聍是保护耳朵的一种物质，能吸附进入外耳道的灰尘、微生物。经常挖耳的人，将耵聍、皮脂移除过多，使外耳道皮肤失去了天然的保护层，容易引起真菌性中耳炎，或细菌继发感染成为弥漫性外耳道炎。另外，经常挖耳，也可导致外耳道出现乳头状瘤，不仅阻塞外耳道，影响听力，还有癌变的可能。所以，我们说挖耳是个坏习惯。

如果耳痒轻可以用酒精棉棍擦拭。严重者，应当到医院检查治疗，不可随便用药。

为什么坐飞机耳朵会难受

乘坐过飞机的人都有这样的感觉，在飞机起飞和下降的过程中，往往会发生双耳闷堵、疼痛等难受的症状，这是为什么呢？

当飞机上升时，外界气压减低，鼓室内形成正压。正压使耳咽管张开，这时您可能会感到耳膜有轻微的鼓胀感；而飞机下降时，外界压力逐渐增加，鼓室内形成负压，耳咽管呈现单向活瓣样作用，又受周围高气压影响而不易开放，外界气体无法进入鼓室，导致中耳负压增加，中耳黏膜水肿，血管高度扩张，此时您可能会觉得耳膜有被压迫感。这种现象医学上称之为"航空性中耳炎"。

负压增加到一定程度，如耳咽管仍不能及时开放，鼓室内外压力差加大，就会使鼓膜内陷、充血，鼓室内血管扩张，可能导致中耳气压损伤，血清外漏或出血，表现为鼓室积液或积血，鼓膜充血，严重的甚至出现耳膜穿孔、失听。多数人会出现耳内闭塞，听力下降、眩晕或耳鸣等。

预防"航空性中耳炎"的有效措施是张嘴和吞咽。咀嚼是预防航空性中耳炎的最有效办法，所以航班上一般都忘不了给每位旅客送一小包包装精美的糖果。嚼几粒糖果，或嚼几块口香糖使耳咽管张开。若感觉症状仍未消除，可用拇指和食指捏住鼻子，闭紧嘴巴，用力呼气，让气流冲开耳咽管，进入中耳腔而消除耳闷、耳痛等症状。

哪些药物会导致听力损害

由于临床上各种抗生素的广泛应用，其中有不少药物会引起听神经的中毒性损害，因此，发生耳中毒的人数不断增加，造成听力障碍。轻者常被忽略，严重者在工作和生活上受到影响，特别是婴幼儿可因中毒而成聋哑。其中最常见的耳毒性抗生素是链霉素，对听神经的损害最大，而且对肾脏和其他系统也有损害，近年来链霉素的使用已得到控制。庆大霉素、卡那霉素等广泛使用，也使耳中毒患者增多。其次还有奎宁及其衍生物也可使耳聋发生。水杨酸类及其他化学物质，如砷剂、含铅化妆品，以及汞、磷、煤气、烟碱、酒精等均能引起耳中毒。

耳中毒的发生和发展，常与个体对毒物的易感性有关，这种易感性往往具有遗传性。

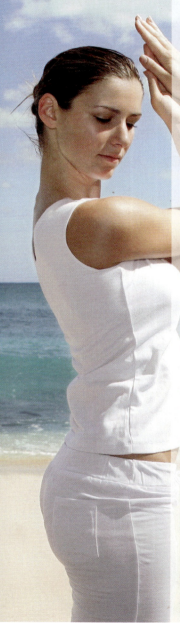

耳朵也会中毒吗

　　内源性和外源性毒素都可以引起中毒性耳聋。内源性是指由体内某些疾病引起，如中毒性肺炎、流行性腮腺炎等一些传染病产生的内毒素引起的耳聋。外源性指药物和化学制剂引起耳蜗毛细胞损害，使之感受声音的能力下降或丧失，造成耳聋。

　　首先，要严格掌握用药的适应证，现在抗生素的品种较多，千万不要滥用耳毒性药物。掌握适应证、掌握剂量、观察毒性反应很重要。可用可不用的药物就不要用；能少用的药物绝不多用；该停药的绝不多打一针；能口服或外用的，就不要用注射法。损伤耳蜗的药物较多，如链霉素、新霉素、卡那霉素等。主要以氨基糖苷类抗生素引起者多见。

　　其次，在使用链霉素等耳毒性药物之前，医生一定要询问患者及其近血缘的家属中有没有对链霉素过敏或中毒的病史。最好禁用这类药物。

　　用药期间，要注意有无中枢、耳蜗或前庭神经系统早期中毒的迹象，如出现耳鸣、耳胀、头晕、恶心、口渴、手足或面部麻木及走路不稳感等。特别是对儿童，应该赶快去医院检查治疗。孕妇应该禁用上述抗生素，以免经血液造成胎儿中毒性耳聋。检测听力是否减退的一种简便方法就是利用机械表的声音在用药前后进行对比。用药后对手表声听到的距离缩短或越来越听不清楚，就要及时去医院检查。

　　一旦发生药物中毒性耳聋，积极应用如维生素类、营养神经类、血管扩张剂等药物治疗，也可以佩戴助听器改善听力，严重者也可以行人工耳蜗植入。

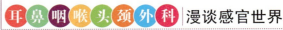

常见症状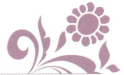

耳朵痛是怎么回事

耳痛一般指耳内或耳周疼痛，耳部分布着丰富的感觉神经，耳痛可因耳部疾病引起，也有因耳部邻近或神经反射所致的牵涉痛或反射痛。

耳部疾病，包括外耳(耳廓、外耳道)、中耳疾病，临床常由外耳损伤、炎症、异物刺伤、耵聍膨胀嵌顿等所引起。外耳除有充血、水肿外，常伴有张口咀嚼障碍以及耳屏压痛或耳廓牵拉痛，中耳炎及其并发症或中耳癌肿引起的耳痛却并无上述外耳痛的体征，此类耳痛又称为原发性耳痛。

由于邻近或远离器官的神经反射所致的耳痛，如口腔科的阻生齿、龋齿、错位咬合、颞颌关节炎，咽喉部的急性扁桃体炎、扁桃体周围胀肿、扁桃体手术后、溃疡或恶性肿瘤、颈性骨关节炎以及小儿上呼吸道与消化道疾病都可引起牵涉性耳痛，经三叉神经、舌咽神经、面神经、迷走神经及颈神经的分支将疼痛反射到耳部，这种耳痛又称为继发性耳痛。

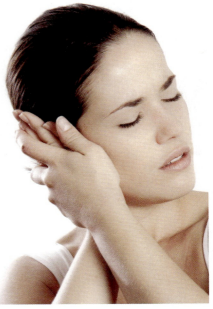

中耳炎可引起耳痛，但耳痛不全是由中耳炎导致。

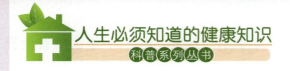
几种常见耳痛的特点

耳痛有剧痛、搏动性痛、刺痛、跳痛，主要发生部位不同而有不同性质的疼痛。

急性化脓性中耳炎早期最为主要的感觉是耳痛，可如针刺样，也可随脉搏跳痛，严重时伴发热，有时引起同侧太阳穴（颞部）或头顶部疼痛。婴幼儿则用手挖耳或哭闹不止。儿童耳咽管较成人短、平而宽，咽口位置较低，机体抵抗力差，发病时全身表现重。2~3岁婴儿仅有鼓窦，故表现为鼓窦炎。检查局部表现主要是鼓膜充血。耳痛多在症状好转、痊愈过程中或鼓膜穿孔，脓液外溢后缓解。

外耳道炎常见于夏天游泳时耳部进水或挖耳后。除耳痛之外，牵拉耳朵时耳痛可加重。外耳道疖肿（发生于外耳道的疖子，实质为外耳道皮肤毛囊感染），耳痛可比外耳道炎更厉害，常常引起患耳持续性或搏动性痛，有时放射到同侧头部，张口、打哈欠、咀嚼均可致疼痛加重，待疖肿破溃，脓液流出，耳痛即可缓解。

耳外伤、冻伤、高空、海底气压伤、带状疱疹感染也可有耳痛症状。

肿瘤表现不论早期、晚期均可发生耳痛，晚期剧痛。

还有一种反射性耳痛，常因口腔疾病，咽、喉部、颞颌关节及周围组织病引起耳痛。

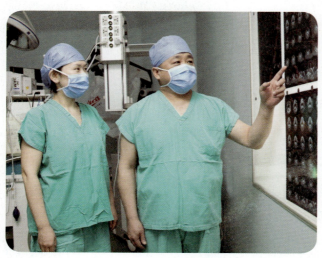

耳痛原因较多，因此，须到医院检查。耳痛的原因应作具体分析，除病史外，应进行口、耳、咽喉、颈部专科检查，必要时作X线、CT扫描，明确诊断后才能进行有的放矢的治疗。

耳朵为什么会流水

耳朵流水系指耳道有液体积聚或流出，故称为耳溢液或耳漏。应做具体分析。

按流出液体的性状可有：

油脂状的 油脂性耵聍，俗称油耳朵。

水样的 耳道湿疹溢液呈现黄色，大疱性鼓膜炎破裂呈血性水，单纯性中耳炎多为腥味的黏脓，胆脂瘤性中耳炎为臭脓。

脓血性的 有中耳癌肿的臭脓血，肉芽性中耳炎的血脓，外伤可致鲜血流出。

耳朵流水怎么办？

耳流水仅是多种耳病的不同表现，必须根据有无耳痛、痒、听力障碍、病程长短、溢液的性质，有无面瘫，结合专科检查所见，X线、CT扫描确定病变部位（外耳，中耳或内耳）和性质，予以对因治疗。

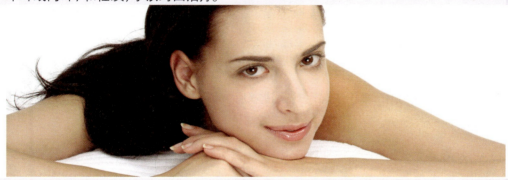

炎症 除予抗炎治疗，还要给予理疗直达病灶，恢复彻底。

外伤 引起的外耳裂伤应予缝合，伴有颞骨骨折颅脑损伤者宜请神经外科协同处理，脑脊液漏者不作耳道填塞。

手术 肉芽型、胆脂瘤型中耳炎，以及中耳癌以手术治疗为主。

湿疹感染 除用抗生素、激素、抗过敏药物外，同时应用理疗仪给予直接治疗。

呈团块耵聍阻塞耳道者 可到医院用耳鼻喉专用耵聍钩取出并作外耳道冲洗排出。

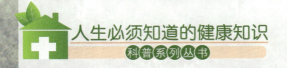
耳朵为什么会流脓

外耳有分泌物流出，最常见的是耳垢因潮湿而流出。若是耳朵流脓通常代表外耳发炎或中耳炎且中耳积脓、耳膜穿孔，所以耳朵痛与耳朵流脓常会一起出现。若为中耳炎引起的，甚至会有发烧的全身性症状。若有外伤，可能有血状的分泌物。有些时候中耳积水属于浆液性，流出的液体就会较清。不过，若耳朵流出清清的水状物，另一个少见又严重的原因是脑脊液外漏。因为耳朵隔着颅骨与脑部为邻，若有先天的骨缺损或是外伤造成的裂缝，就会出现脑脊液外漏。这要相当小心，因为病菌也会经此缺损造成严重的颅内感染。

耳朵痒是怎么回事

耳朵痒的原因有很多，如皮肤湿疹、霉菌感染、刺激或耳道进水没干燥耵聍被泡胀等。这些疾病与症状都可以引起耳痒。

外耳道分泌物　常见的为外耳道耵聍栓塞，可引起耳痒、疼痛，可伴有听力减退、耳鸣，甚者眩晕，多于洗澡后或是进水后加重。检查可见外耳道有多少不等的分泌物。

外耳道炎　弥漫性慢性外耳道炎时，患者可有外耳道发痒，少量渗液。检查可见外耳道皮肤增厚、皲裂、脱屑，甚至分泌物积存。

外耳道湿疹　急性外耳道湿疹时，患者可有耳朵极痒，伴有烧灼疼痛感。检查可见皮肤呈红斑或粟粒状小丘疹，破溃后可流出黄水样分泌物，表皮糜烂，有时为黄色痂皮覆盖。继发感染时，可出现渗液增多，疼痛加重。

外耳道真菌病合并感染　一般有耳内发痒及胀闷感，有时奇痒，以夜间为甚。合并感染者可引起外耳道肿胀、疼痛和流脓。检查可见外耳道和鼓膜覆盖有黄黑色或白色粉末状或绒毛状真菌。

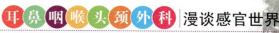

中耳炎概念是什么，常见的有几种

中耳炎是累及中耳(包括耳咽管、鼓室、鼓窦及乳突气房)全部或部分结构的炎性病变。绝大多数为非特异性炎症，尤其好发于儿童。

中耳炎可分为非化脓性及化脓性两大类。非化脓性者包括分泌性中耳炎，气压损伤性中耳炎；化脓性者有急性和慢性之分。特异性炎症少见，如结核性中耳炎等。

治疗中耳炎，只要吃消炎药就可以了

这种认识是片面的。

既往，中耳炎常发生于经济状况欠发达、卫生状况不良人群，常因感染引发，应用抗生素治疗是必要的。

但是，随着医学的发展、进步，对中耳炎认识的深化，目前认为，在中耳炎发生、发展过程中，还有其他非感染因素存在。

因此，中耳炎的治疗应采用综合治疗，并非只是吃抗生素那么简单。如：分泌性中耳炎患者除抗感染治疗外，还要针对病因(如鼻炎、鼻窦炎、上呼吸道感染等)进行治疗，可选用滴鼻剂、中成药、促排剂等药物；急性中耳炎患者除用抗生素外，有耳痛的患者还需要用滴耳剂；慢性中耳乳突炎反复发作者、胆脂瘤型中耳炎患者应尽早手术治疗。

有不化脓的中耳炎吗

有的！

简言之：不化脓性中耳炎=分泌性中耳炎+隐匿型化脓性中耳炎。

过去曾认为分泌性中耳炎是无菌性炎症。近年来的研究发现中耳积液中细菌培养阳性者为1/2~1/3，其中主要致病菌为流感嗜血杆菌和肺炎链球菌。细菌学和组织学检查结果以及临床征象表明，分泌性中耳炎可能是中耳的一种轻型或低毒性的细

耳——听风篇

菌感染。细菌产物内毒素在发病机制中，特别是病变迁延慢性的过程中可能起到一定作用。

非化脓性中耳炎由于症状不明显，常在不知不觉中导致患者不同程度的听力损害，与显而易见的化脓性中耳炎相比，患者的早期就诊率低，治疗不当或延误治疗，容易逐渐发展成慢性中耳炎，鼓室粘连，听力损失严重，治疗困难，危害更大。隐匿性胆脂瘤型中耳炎还会引起面瘫、脑膜炎、脑脓肿等并发症，严重时可危及生命。

胆脂瘤是怎么回事

胆脂瘤可分为先天性和后天性两种。先天性胆脂瘤比较少见，属错位的胚胎上皮细胞形成，为真性肿瘤。后天性胆脂瘤又分为原发后天性胆脂瘤和继发后天性胆脂瘤。原发后天性胆脂瘤无化脓性中耳炎病史。主要因为耳咽管长期堵塞，鼓室内产生负压，鼓膜松弛部内陷形成小袋而陷入鼓隐窝，袋内上皮反复脱落、聚集，形成胆脂瘤。继发后天性胆脂瘤一般多由外耳道上皮从骨膜边缘性穿孔伸展，长入鼓室内，上皮脱落，聚集成团，发展为胆脂瘤。

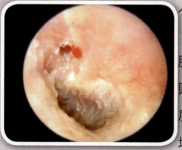
中耳炎病患

胆脂瘤型中耳炎

胆脂瘤实际上并不是真正的肿瘤。它没有肿瘤细胞和癌细胞。那为什么叫它胆脂瘤呢？这是因为它呈圆形，在反复炎症条件下会慢慢增长，压迫周围的骨质，腐蚀乳突骨质形成腔洞，其内是脱落的上皮细胞堆积而成，还有像豆腐渣样的内容物。在显微镜检查可见胆固醇结晶的化学物质，因此被称为胆脂瘤。

胆脂瘤的形成，与慢性中耳炎有密切关系，并有一定的危险性。所以，一旦发现耳内有异常，应到医院积极诊治，以免延误。

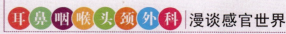

鼓膜穿孔了能愈合吗

急性中耳炎一旦有脓液流出，说明已经有了穿孔。最初的穿孔都比较小，只要及时彻底治疗，待炎症消失后，穿孔就会很快自行愈合，以后对听力的影响也不大。但是，如果不彻底治疗，穿孔就会增大，并且穿孔的边缘会出现瘢痕，就不容易愈合了。这种情况要用手术修补才能愈合。

外伤性鼓膜穿孔，位置多在边缘部，呈长形裂开。所以，外伤性穿孔不要惊慌，只要把局部血液擦干净，保持清洁，防止进水。同时预防感染，保证穿孔后不发炎，穿孔就可以很快愈合，一旦发炎，就可能拖延愈合的时间。如果早期不彻底治疗，在鼓膜穿孔的边缘会形成瘢痕，不易愈合。

为什么会突然听力下降，
突发性耳聋是由什么原因引起的

突发性聋是耳鼻咽喉头颈外科的急症之一，表现为短至数分钟，长至3天内出现不明原因的感音神经性耳聋，可伴有眩晕。

1）感染所致，如病毒感染。

2）内耳微循环障碍或内耳结构破坏，如迷路膜结构破坏。

3）与全身疾病如糖尿病、高血压及高血脂等有密切关系。

4）精神压力过大，心理因素相关，如疲劳过度、睡眠不足等。

5）自身免疫反应因素，可仅有耳聋，也可有其他免疫功能失常表现。

6）原因不明。

耳蜗缺血为突发性耳聋的重要病理改变，导致内耳对声音的感觉敏感性下降。一旦发现突发性耳聋，需要尽快治疗，以尽力恢复患者听力。

耳——听风篇

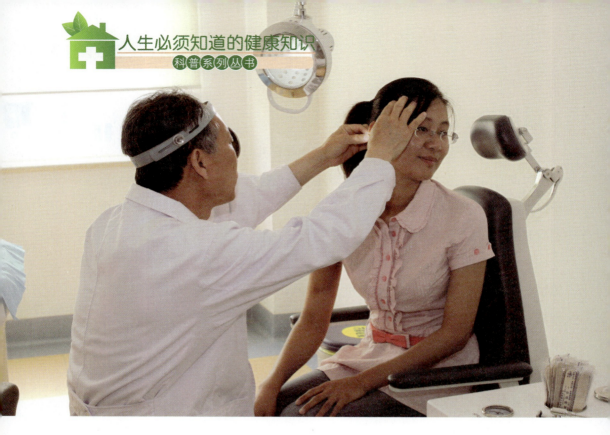

听力下降应该如何预防

日常生活防噪声　倘若长时间接触机器轰鸣、车间喧闹、人声喧哗等各种噪声，会导致内耳的微细血管经常处于痉挛状态，内耳供血减少，听力急剧减退。因此，尽量避免或减少噪声的干扰，是保护听力的首要一条。

保持良好的心理状态　如果经常处于急躁、恼怒的状态中，会导致体内自主神经失去正常的调节功能，使内耳器官发生缺血、水肿和听觉障碍，这样容易出现听力锐减。所以，要尽量使自己保持轻松愉快的良好心境。

按摩　按摩耳垂前后的处风穴(在耳垂与耳后高骨的凹陷处)和听会穴(在耳屏前下方，下颌关节突后缘凹陷处)，可以增加内耳的血液循环，有保护听力的作用。宜每日早晚各按摩一次，每次5～10分钟，长期坚持下去即可见效。

注意用药　应尽量避免应用耳毒性药物，如庆大霉素、链霉素、卡那霉素及新霉素等。这些药物容易引起耳中毒而损害听力。神经性耳聋患者更要注意！

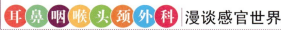

最好不要挖耳朵 经常用耳勺、火柴棒掏挖耳朵，容易碰伤耳道，引起感染、发炎，还可能弄坏耳膜。耳道奇痒难忍时，可以用棉签蘸少许酒精或甘油轻擦耳道，亦可内服维生素B、维生素C和鱼肝油。

保健之道多补肾 中医认为，肾开窍于耳，听力的减退与肾虚有着密切的关系，因此可以多服用一些补肾的食物，如核桃粥、芝麻粥、花生粥、猪肾粥等。这些食物对保护听力颇有裨益。

保护听力注意事项：

1）避免用耳毒性抗生素和利尿剂。

2）避免爆震和噪声损伤。

3）避免精神紧张，保证足够睡眠。

4）节制吸烟、饮酒。

5）勿自行挖耳；耳道内若进水，可用棉签擦拭。

6）注意防止和治疗高血压、糖尿病和高血脂等。

耳—听风篇

过度使用耳机可能影响您的听力

听力损伤与耳聋已成为影响人口素质的重要因素之一。青少年是社会发展的生力军，听力健康对于其发育与成长有着十分重要的意义。近年来，门诊就诊的噪声性耳聋患者呈增多趋势，且患者年龄降低，以青少年居多，其中长期使用耳机成为耳聋的重要诱因。

上初二的小勇同学就酷爱戴耳机听音乐，不管是在嘈杂的公交车及地铁上，繁华的街道上，甚至在吃饭、做作业时也喜爱戴着耳机听歌，尤其喜欢那些节奏感很强、音乐

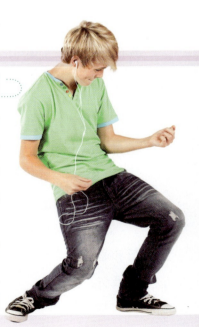

比较喧哗的歌，而且音量打得很大，边听音乐边摇晃身体，有时一听好几个小时。几个月后，他开始觉得两只耳朵有闷胀感，经常嗡嗡做响，不过睡一觉后症状就会缓解，他也就没在意。上星期妈妈说他电视机的音量打得太大太吵人，小勇说声音不大呀，妈妈稍调小音量后小勇就听不清，妈妈带他到医院进行纯音测听检查，发现他双耳听力明显下降了，听力为60分贝，属于中重度感音神经性耳聋。

小勇的病就是典型的噪声性耳聋。噪声性耳聋是由于长期受噪声刺激而发生的一种缓慢的、进行性听觉损伤，损伤部位主要在内耳，损伤程度与噪声的强度和接触噪声的时间有关。现在的青少年有更多机会暴露在过度的噪声之中，如长时间使用MP3、MP4、随身听、收音机等耳机，迷恋电脑游戏中心、电动游乐场、KTV、酒吧等噪声强的娱乐场所。这些场所的噪声在不知不觉中损害着青少年的听力，非常容易被人忽视，直到听力明显下降时才悔之晚矣。这是由于噪声性听力损失是渐进性的，最先受损的是高频部分，而低频段不受影响，此时主观感觉不到听力障碍。听力损失进一步发展，由高频段向低频段延伸扩展，听力损失加重，甚至影响语言交流和社交活动。噪声性聋患者主要的临床表现为：听力下降、耳鸣、头昏、头晕及头痛等不适，时间长了还可出现神经、心血管、内分泌和消化等系统的症状。

医生建议：

1）不要在嘈杂的环境中戴耳机，尽量不要戴耳机玩电脑游戏，可使用喇叭听音乐，但音量要合适。

2）控制听耳机的时间及音量。首先调节好耳机为合适音量，青少年听耳机的时间每次不应超过一个小时。持续使用耳机时，应取下耳机让耳朵适当休息一下。

3）尽量减少暴露在噪声环境的时间。青少年应少光顾电动游乐场、KTV、迪厅和酒吧等噪声环境；远离烟花爆竹，遇高强噪声时堵住双耳可减小噪声对耳朵的损伤。

4）出现耳鸣及听力下降时应早就诊及治疗。

老年性耳聋的治疗原则

通常在65~75岁的老年人中，老年性耳聋发病率可高达60%左右。

老年性耳聋病人需要饮食调理。饮食宜清淡、均衡，平时要多吃含微量元素丰富的食物，如粗粮、蔬菜、花生、海产品等，切忌高

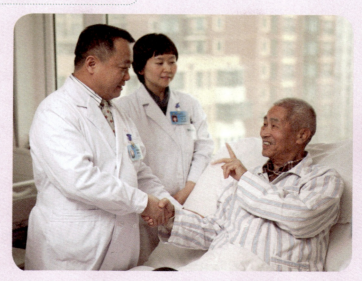

糖、高盐、高胆固醇、低纤维饮食，可口服维生素C、维生素 E，提高超氧化物歧化酶的作用，改善内耳末梢血管血流量。

治疗老年性耳聋，可使用血管扩张和神经营养药物，如三磷酸腺苷40毫克，每天1次；都可喜1片，每天1~2次；倍他司汀（培他定）4毫克，每天3次；金纳多40毫克，每日3次；愈风宁心片2片，每天3次；复方丹参滴丸10粒，每日3次；临床应用以上口服药物治疗耳鸣，有一定疗效。

总之，老年性耳聋治疗原则有：

第一，要限制脂肪的摄入；

第二，多吃维生素类食物；

第三，可适当多吃鱼类食物；

第四，戒烟禁酒，不喝浓茶、咖啡和其他刺激性食物；

第五，药物治疗有一定疗效；

第六，戴助听器：简便实用，但需要专业人员指导、调试。

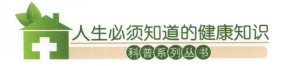

耳朵上也会长疱疹吗

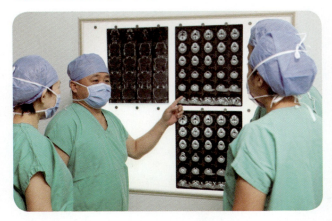

疱疹通常指一种皮肤病，病原体是一种病毒，多发生在上唇或面部，症状是局部先发痒，然后出现水泡状的隆起，内含透明的液体，有微痛，一两周后结痂自愈。好发于皮肤—黏膜交接处。

耳部带状疱疹是由水痘—带状疱疹病毒引起的、以侵犯面神经为主的疾病。临床上较少见，以青年及老年病人居多，多发于春秋季，受凉、疲劳、机体抵抗力下降为重要诱因。病毒累及面神经，引起膝状神经节肿胀而压迫面神经，因而可导致面瘫。

耳部带状疱疹发病初期有全身不适、低烧、食欲下降等症状，继而耳部剧烈疼痛，并出现疱疹，其内液体初为透明，以后逐渐变为混浊，几天后水疱干燥成痂，或破裂后流出清水样液体而形成小溃疡，结痂后经7~10天后脱痂。面瘫和疱疹出现的时间可先后不一，在数天或2~3周内可迅速发展为完全性面瘫，一般10~14天为高峰期。

有时在口腔、软腭、扁桃体等部位也可出现疱疹。患者常伴有耳鸣、感音神经性聋、眩晕及平衡障碍等，个别患者甚至出现其他脑神经受累的相应症状。一般在数天或数周后面瘫逐渐减轻，个别1年后才开始恢复，伴有其他脑神经受损者，面神经功能恢复较差。

耳部带状疱疹治疗分非手术治疗和手术治疗。前者包括使用药物如激素、血管扩张剂、抗病毒药物等，另可加以红外线等理疗，同时注意保护角膜。必要时手术治疗。

耳朵会长哪些良性肿瘤

血管瘤 多属先天性，有毛细血管瘤和海绵状血管瘤两种。毛细血管瘤扁平，色红紫，也有淡红色，用玻片压迫时，红色消退。常随年龄增长而长大，青春期后趋于静止。海绵状者突起，表面不平，色暗红或带紫色，由薄壁的血窦形成，压时缩小，啼哭或垂头时增大，1~2岁时增长甚速，以后有退化趋势。可用冷冻疗法将其分次切除。

淋巴管瘤 属先天性，色苍白，扁平隆起，表面高低不平，有如蛙卵。其结构和血管瘤相似，内含淋巴，可用冷冻疗法。

乳头状瘤 生于耳廓的乳头状瘤非常少见，呈乳头状，感染后表面可发生溃疡，应行手术切除。

良性黑色素瘤（黑痣） 较常见，其中以皮内痣较多，受刺激后可恶变。为美容目的，或有癌变可能时，可行手术切除和植皮修复。

疤痕疙瘩 常发生于手术切口或外伤后，以耳后多见，系结缔组织增生所致。初期当局部仍呈红色时，放射治疗可以控制，切除后加小剂量X线治疗可减少复发。

皮脂囊肿 这是一种假性肿瘤，常发生于耳垂后面，表面由皮肤包覆，质较软，应用手术切除。

耳朵会长哪些恶性肿瘤

鳞状细胞癌的治疗 以手术切除为主。耳廓鳞癌视其发生部位及大小，可采用不同的手术法。位于耳轮处较小的肿瘤，可采用楔形或星形切口，一期切除缝合。肿瘤较大者，可采用耳后移行皮瓣，分两期修复切除后的耳廓缺损；如肿瘤累及大部分耳廓，则需行耳廓全切除及断层皮瓣移植术。范围局限肿瘤较小的外耳道鳞癌，可采用整块外耳道切除术，切除范围应包括外耳道皮肤及四周骨壁，鼓膜及锤骨，肿瘤范围广泛，侵及邻近组织并有颈部淋巴转移者，则需行改良颞骨切除术及颈部解剖术，必要时尚需切除腮腺及下颌关节。放疗对于外耳鳞癌效果较差，不宜单独

耳—听风篇

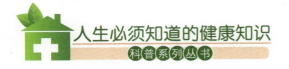
采用,可与手术治疗结合使用。

基底细胞癌的治疗　以手术切除为主,亦可配合放疗,肿瘤累及范围较广,如侵及软骨、外耳道或中耳,则需施行广泛颞骨切除术。

外耳道腺样囊性癌的治疗　该肿瘤在病理上常为低度恶性,但无包膜,呈浸润性生长,术后极易局部复发,预后较差。手术宜行早期广泛切除,发病时间短,肿瘤范围较局限者,可行外耳道全切除术,切除范围应包括软骨、骨性外耳道、鼓环、鼓膜、锤骨、乳突气房、颧弓根。如有必要,还可行腮腺切除术,病变范围较广泛者,应行颞骨次全或全切除,包括切除下颌骨髁状突,并行颈上淋巴结清扫。放疗对某些病人可能有帮助,但一般来说该肿瘤对放疗敏感性较差。

黑色素瘤的治疗　应以早期手术切除为主,发生于耳轮部小的浅表黑色素瘤,可行楔形切除术。黑色素瘤对放射线不敏感。浸润性生长且肿瘤较大者,应视其范围,分别采用耳廓切除、腮腺切除和颈淋巴廓清术。

口角歪斜与耳朵有关吗

脑部、耳部、腮腺部的疾病都可能发生面瘫。面瘫分为中枢性和周围性。由耳或腮腺疾病引起的面瘫为周围性。下面简单说说因耳及腮腺疾病引起的周围性面瘫及其治疗。

中耳炎　主要是慢性化脓性中耳炎。当该中耳炎侵犯面神经的保护伞——面神经管,会将其侵蚀,面神经暴露,受到压迫,引起面瘫。急性化脓性中耳炎因骨疡形成脓液蓄积亦有发生面瘫可能。以上原因引起的面瘫应尽早手术。另外有少部分急性非化脓性中耳炎有时也会引起面瘫,这

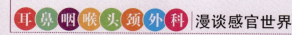

主要是由于面神经炎症水肿引起，一般药物保守治疗控制感染即可。

外伤引起的面瘫 包括耳部手术、腮腺手术和颞骨骨折引起的面瘫。如果因为术中面神经被切断，则应尽快行面神经吻合或移植，并行面神经减压（耳部）术；如耳部手术中面神经受到刺激发生或可能发生肿胀，则视具体情况尽早二次手术或暂时用药观察，如无好转再行面神经减压术。腮腺手术引起的面神经肿胀一般术后用药观察即可，大多数能自行恢复。保守治疗所用一般为糖皮质激素及营养神经之药物。

面神经及腮腺肿瘤 患者无诱因出现面瘫、听力下降、眩晕、腮腺区肿块，应行CT、MRI检查，明确诊断后及早手术，切除肿瘤，同时尽可能保留恢复面神经功能。

贝尔面瘫 又称特发性面瘫，是一种急性周围性面瘫，具体原因不明，可能与病毒感染、血管痉挛局部缺血有关，寒冷、凉风刺激、精神创伤可诱发本病。

耳带状疱疹 是由带状疱疹病毒引起的。除面瘫症状外，患者有低热、全身不适、头痛等前驱症状及单侧耳内、耳周疼痛，疼痛通常剧烈，耳甲腔及（或）耳内出现疱疹。此外，病人常伴耳鸣、眩晕、听力下降，甚至平衡功能失调。

对于急性面瘫，可在进行全面检查的同时，常规予扩血管、营养神经治疗，必要时予以抗病毒治疗。避免遗留永久性面瘫，多数患者通过正规的药物治疗能够恢复。

眩晕为什么要到耳鼻喉科就诊

因为内耳不仅司听觉，还具有平衡功能。

在所有的眩晕患者中，有相当一部分是由耳鼻喉科疾病引发的，最常见眩晕症有：良性阵发性位置性眩晕、梅尼埃病、突发性耳聋伴眩晕、前庭神经元炎等。因此，眩晕患者有必要到耳鼻喉科就诊，进行相关检查，排除耳鼻喉科疾病。

国外的做法是成立眩晕中心，集中多学科专家会诊，集中诊治眩晕。

（本章编者：龙顺波、康梦奎、屈媛怡、王辉兵）

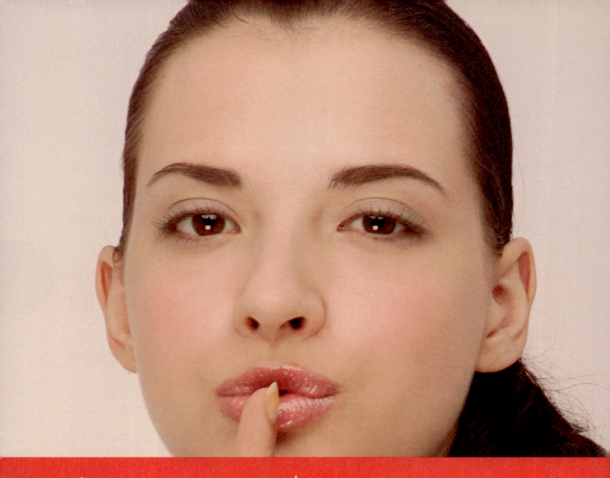

ERMING
——CHANGTING PIAN

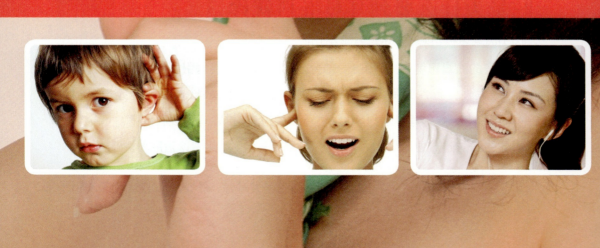

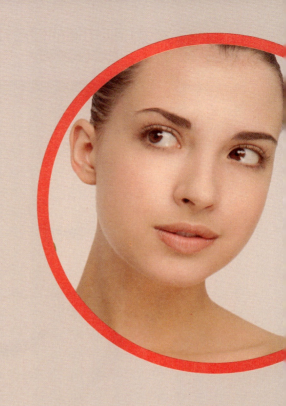

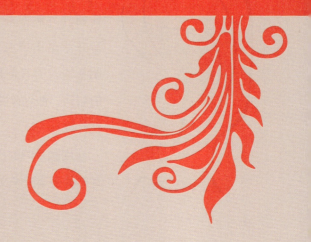

耳鸣——畅听篇

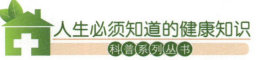
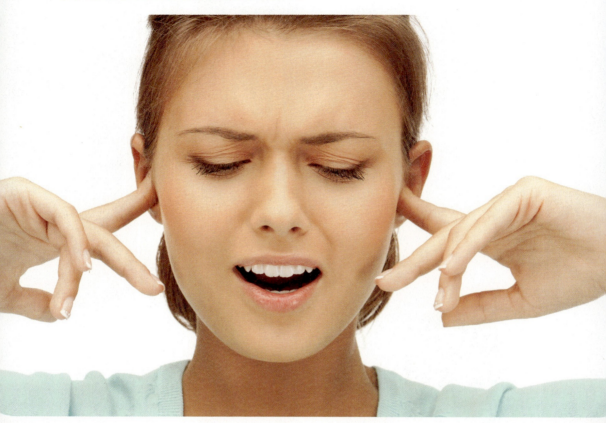

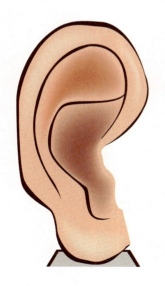

耳鸣话古今

耳鸣源自拉丁语, 意为持续的铃样响声, 即人耳在没有任何外界刺激条件下所产生的一种异常声音感觉。此种声音并不是由声波产生, 而是神经信号异常或受损所致。明明身边没有其他声音, 有人却隐约听见汽车的嘟嘟声, 虫子的叫声, 嘈杂的说话声, 潺潺的流水声……其实这就是耳鸣在作祟!

回顾耳鸣的历史, 古埃及文献Papyrus Ebers是西方有关耳鸣的最早医学文献。中国成编于战国时期 (约2000年前) 的

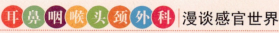

《黄帝内经》中也有关于耳鸣、耳聋的记载。

古代曾试过使用鸦片、颠茄、大麻治疗耳鸣；古埃及人用芦苇秆将玫瑰汁、黑芦苇汁、草药、盐、含油树脂、荷花汁混合物吹入耳内治疗耳鸣；古罗马人用泻药治疗耳鸣，当时著名的医学家希波克拉底反对：他认为泻药不仅无益耳鸣，反而会妨碍耳鸣自发缓解。同时，希波克拉底本人就是一位耳鸣患者，他也许是最早注意到掩蔽效应的人；古罗马人认为：控制饮食，忌饮葡萄酒也可缓解耳鸣；Galen（公元130－200）是古罗马名医，他既用局部给药方法治疗耳鸣，也应用鸦片或曼陀罗花等药，通过药物使患者大脑变得迟钝来缓解耳鸣。1821年，Jean Marie Gaspard Itard（1775－1838）最早认识到耳鸣与听力损失相关，他认为：由血管引发的耳鸣，需要设法减少头部血供，建议：切开静脉放血，应用刺激性药物洗脚，或应用水蛭吸血，同时用冷水洗头；Itard还注意到掩蔽现象：风声样耳鸣可被熊熊燃烧的火焰声掩盖，而铃声样耳鸣可被滴在铜碗中的滴水声所掩蔽，有一位顽固性耳鸣患者，居住在水磨坊中，耳鸣得以缓解。1928年，Jones与Knundsen率先应用谐波振荡发生器来掩蔽治疗耳鸣。1931年，Josephson采用由音频振荡器、衰减器、放大器及电压表组成的系统，第一次实现了耳鸣响度和音调的匹配，观察掩蔽效应。1970年，Sardand应用不同频率的纯音掩蔽耳鸣，并将结果描绘于听力图，称之为"耳鸣图"。1978年后，有人观察自发性耳声发射与耳鸣的关系。

药物治疗方面，McNaughton Jones（1891）列出的治疗药物有：硝酸甘油、乙醚、奎宁、毛果芸香碱、亚硝酸异戊酯等。1981年，Brown列出的药物有数十种之多，说明耳鸣没有特效药。

最早应用手术来治疗耳鸣的先驱者是法国医生Jean Riolan（1850－1657），他曾经钻开乳突，试图使耳内藏匿的"风"外逸而缓解耳鸣。Refurn（1879）试行枕后动脉结扎术，Bellows（1896）结扎耳后血管。1894年，Burnett为3例耳鸣患者做砧骨切除。之后，Dench（1912）尝试第Ⅷ颅神经切除。

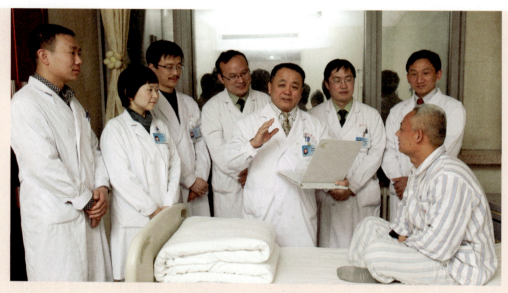

耳鸣是常见症状

耳鸣实质为一种听觉症状，并非一种疾病。许多疾病都可以有耳鸣的症状。

据国外资料，普通成年人群中有耳鸣者约占10%（有报告高达15%~30%）。其中，1%~5%诉耳鸣为中度或重度。耳鸣发病率随年龄增长而升高，55岁以上人群中有长期耳鸣者可占到30%以上，这种增长可能与听力损失随年龄增长有关。有1%耳鸣者诉说生活质量受到耳鸣的负面影响。据估计，中国耳鸣患者可能高达1.3亿！其中近4000万人受严重耳鸣的困扰。

不少名人有耳鸣史。如贝多芬（1770–1827）在19世纪最初十年即诉听力减退，伴有耳鸣："我深受耳鸣的困扰，痛苦不堪"。受耳鸣之苦的名人还有法国的卢梭（1712–1778）、施梅塔纳等。音乐家舒曼这样描述耳鸣："耳内回响着A调'do'的音，吵得我难以忍受。"1854年2月20日夜间，严重的耳鸣使舒曼无法入睡，"那可怕的音符持续在双耳回响，一种幽暗的感觉笼罩着我，濒死感折磨着我，真可谓：痛不欲生！"这是舒曼在信中向友人讲述的耳鸣的感受。

耳鸣的机制及成因

　　耳鸣是人类健康史上最常见的一种现象。关于耳鸣成因有多种假说与学说，其病理机制至今未明。一般认为，耳鸣与听觉通道某一部分的异常变化有关。目前，医生和生理学家正在耳蜗、听觉脑干、听觉皮层等听觉通路的不同部位寻找可能引起耳鸣的神经变化。与听力减退相关的耳鸣并不完全产生于耳蜗或听神经，因为在很多此类病人施行听觉神经切断手术，并不能缓解耳鸣，反而可能加重病情。既往认为：耳鸣伴有听力损失者，患者多有外周性（如耳蜗）损害存在。然而，近年来随着研究的深入及对耳鸣认识的深化发现：无论耳鸣原发于外周或中枢，其进一步处理、感知、维持的过程均位于中枢。整个大脑与耳鸣有相关性，特别是外周与中枢神经系统间的闭合回路，交感神经系统的作用使其联系增强。听觉皮层与皮层下，如丘脑和中脑，通过众多的皮层—丘脑和皮层—下丘传出纤维相互作用。皮层的变化会引起皮层下受支配神经元变化。耳鸣可能与其他感觉一样，是一种中枢现象，其治疗势必要从中枢系统入手。功能性脑影像技术的发展使耳鸣在中枢神经系统的功能定位成为可能。有研究通过掩蔽或用药物（如利多卡因）抑制耳鸣，在抑制前后使用正电子发射计算机断层扫描（PET）测定脑功能区血流改变，研究结果显示：耳鸣发生时听觉中枢与皮层边缘系统、额叶的注意、情感、记忆等功能区域有联系。这同时解释了经常伴随耳鸣出现的其他神经精神症状：睡眠障碍、焦虑、抑郁、健忘等。

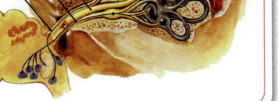

听觉传导通路

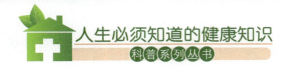
造成耳鸣的原因有很多：

1）主要是耳部的疾病。如外耳疾病的外耳道炎、耵聍栓塞、外耳异物等，中耳的急慢性炎症、鼓膜穿孔、耳硬化症及内耳的梅尼埃病、听神经瘤，都能引起耳鸣。

2）血管性疾病也会发生耳鸣，如颈静脉球体瘤、耳内小血管扩张，血管畸形、血管瘤等，来自静脉的耳鸣多为嘈杂声，来自动脉的耳鸣与脉搏的搏动相一致。

3）其他一些全身性疾病也能引起耳鸣：自主神经功能失常、脑供血不足、中风前期、高血压、低血压、贫血、糖尿病、营养不良。

4）另外，过量使用了对耳有毒性作用的药物如庆大霉素、链霉素或卡那霉素等，也可出现耳鸣和听力下降，且耳鸣比听力下降出现得早。

5）过度疲劳、睡眠不足、情绪过于紧张也可导致耳鸣的发生。

6）噪声：爆震声和长时间的噪声接触，均能导致听力下降和耳鸣产生。

7）不良习惯：咖啡因和酒精常常可使耳鸣症状加重；吸烟可以使血氧下降，而内耳毛细胞又是一种对氧极其敏感的细胞，所以缺氧会对毛细胞造成损害。

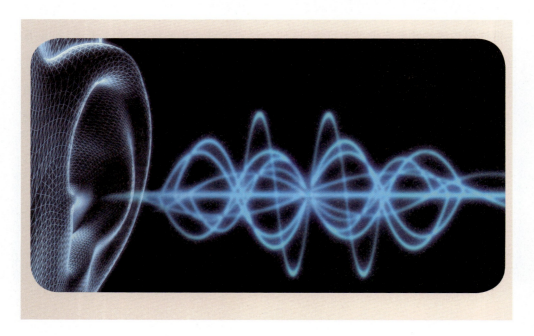

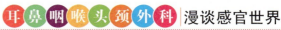

耳鼻咽喉头颈外科 漫谈感官世界

耳鸣与幻听如何区别

耳鸣与幻听有共性：两者皆属于广义的听幻觉，患者均叙述一种并无客观存在的声音；

耳鸣与幻听也存在明确的区别：耳鸣通常为杂乱的、无具体内容的耳内或耳边响声；幻听则是有意义的，有具体内容的听幻觉。

耳鸣的原因复杂：耳源性/非耳源性耳鸣；幻听原因相对简单：常见于癫痫（特别是颞叶癫痫），更多见于精神性疾病。

幻觉的定义为没有现实刺激作用于感觉器官而出现的知觉，根据感觉器官来划分有幻视、幻听、幻嗅、幻味、幻触、内脏性幻觉等。在精神科临床以幻听最为常见，患者对幻听内容的描述是多种多样的，常有很大的个体差异，常受教育程度、民族文化、宗教文化的影响，并且大部分内容都和自己有密切联系。对于幻听的来源，患者有时很难指出是来自头脑内部还是外部的。这些现象均提示幻听并不一定是大脑某个解剖结构的病变产生的，而是一个复杂的认知系统障碍产生的。

那么是否所有的幻听都是异常的呢？早在一个世纪之前，就有报道指出：在正常人群中也有幻听现象。新近一项研究报告指出：在345名学生中进行一次问卷调查，有60%以上的学生曾经历过每年一到二次有类似于听到自己名字的幻觉。尽管如此，在美国的部分地区进行流行病学调查，仍发现在一些男性人群中幻觉的发生频率与精神分裂症疾病的发作存在一定的正相关。

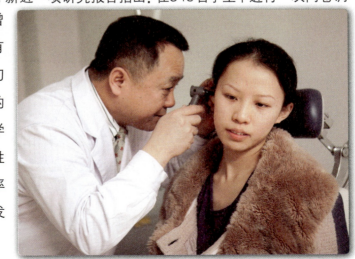

耳鸣——畅听篇

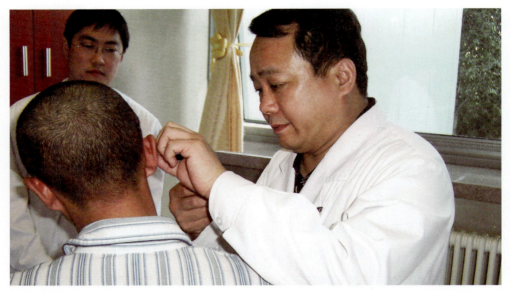

耳鸣的分类

耳鸣分为客观性耳鸣和主观性耳鸣。

客观性耳鸣 在某些特定病例，医生能感知的耳鸣即为客观性耳鸣，例如：血管杂音样耳鸣。客观耳鸣可源于肌肉痉挛，在耳部形成"咔嚓"声或"噼啪"声。有患者体验到与脉搏一致的耳鸣（搏动性耳鸣/血管性耳鸣）。搏动性耳鸣常具有客观性耳鸣特征，原因在于血流改变或在耳周出现血液涡流。如动脉粥样硬化或静脉血流改变所致。然而也可表现为主观反应。极罕见情形：搏动性耳鸣可能为严重威胁生命的症状，如颈动脉瘤或颈动脉内膜剥脱，搏动性耳鸣还提示脉管炎，或更具体为巨细胞性动脉炎。

主观性耳鸣 主观性耳鸣可不伴听功能障碍或听觉减退，即使是听力正常者也可能耳鸣，耳鸣可兼有记忆力减退、焦虑、疲乏或健康状况不良。主观耳鸣机制不明，研究提示存在两类主观耳鸣：耳源性耳鸣（源于内耳或听神经）；躯体源性耳鸣（非耳源性，缘于头颈部）。进一步的假设认为：躯体源性耳鸣源于"中枢性干扰"在颅脑形成，如某些相邻的传入神经可能干扰听神经。

耳鸣者听力会下降吗

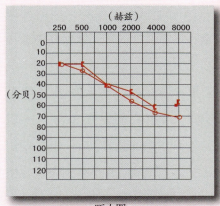

听力图

临床上偶尔可见到耳鸣患者听力检查结果正常。难道耳鸣与听力无关？目前的回答是：耳鸣与听力（减退）相关。不仅如此，耳鸣与听觉系统各种症状均相关。通常认为，耳鸣频率与听力损失频率相关，提示耳鸣源自中枢，由于外周听觉信号改变引发。在切除听神经后，耳鸣并不消失。此外，急性减少听觉输入，可出现"耳鸣样怪声"，然而，并非所有听觉障碍者均表现耳鸣。最近研究提示：发生耳鸣与听力曲线坡度有关，较陡峭的听力曲线，导致音质轴神经活动突然中断，而增加耳鸣发生。反之，在常规250~8000赫兹纯音测听结果正常耳鸣者，并不能除外听力减退，尤其在8000~20000赫兹（人耳所能感受的较高声音频率）超高频段，耳鸣者听力减退。

一项韩国研究显示：测试18例，纯音听力测试结果正常的耳鸣患者，进一步检测—扩展高频听力。检测10、12、14、16千赫兹听力，18例耳鸣者中，12例耳鸣者超高频听力减退，与无耳鸣对照者有显著差异。研究者据此认为：某些耳鸣患者，常规听力检查未见异常，但超高频听力减退。因此，耳鸣而听力"正常"者，不可被视作"听力无受累"。

耳鸣与眩晕有关吗

来自智利圣地亚哥的一项研究结果显示：17例听力检查结果显示正常的耳鸣患者进行前庭功能检查，对照组为17例无耳鸣者。结果：耳鸣组17例患者中有15例单侧半规管轻瘫；而对照组17名受试者中15人前庭（平衡）功能正常。研究提示：耳鸣可能为耳蜗损害之表现，而单侧半规管轻瘫可能为临床听力检查正常之外唯一可能检出的异常。

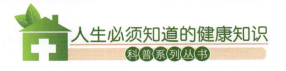
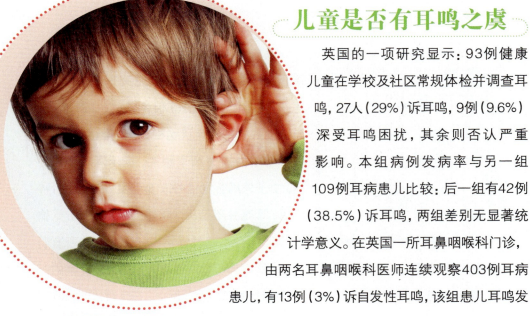

儿童是否有耳鸣之虞

英国的一项研究显示：93例健康儿童在学校及社区常规体检并调查耳鸣，27人（29%）诉耳鸣，9例（9.6%）深受耳鸣困扰，其余则否认严重影响。本组病例发病率与另一组109例耳病患儿比较：后一组有42例（38.5%）诉耳鸣，两组差别无显著统计学意义。在英国一所耳鼻咽喉科门诊，由两名耳鼻咽喉科医师连续观察403例耳病患儿，有13例（3%）诉自发性耳鸣，该组患儿耳鸣发生率较无耳病患儿显著为高。

耳鸣可为儿童耳病表现，但在正常儿童中，暴露于噪声，也极可能发生耳鸣。强噪声事件如赛车，音乐会，体育赛事均可能损害儿童听力。因此，保护儿童听力是必要的。

老年人与耳鸣

一项名为"听力损失流行病学研究"（EHLS）的项目，观察了3763例受试者（48~92岁），结果研究者认定：与老年耳鸣相关因素有听力减退、头部外伤史、血清胆固醇升高及耳硬化症病史。其中，有患者逐渐适应耳鸣，也有人则不胜耳鸣之苦，可合并有情绪失调如抑郁、焦虑、挫折感、失眠，甚至有自杀现象。另一方面，老年耳鸣者常有认知功能减退，从而导致生活质量下降。

新近澳大利亚悉尼的一项队列研究包含1214例老人，通过问卷调查、听力测试、评估生活质量、抑郁指数，结果提示头晕及听力减退成为与老年耳鸣相关的危险因素。数据提示老年耳鸣患者生活质量下降，心理健康受损。

耳鸣与慢性疼痛

众多研究发现耳鸣与慢性疼痛有许多相似之处。有两种学说：一种学说认为病变在外周神经，耳病导致耳鸣，外周神经病变引起疼痛；另一种学说则认为病变在中枢神经系统。中枢学说得到了更多的支持，人体躯体感觉系统具有识别自身、调节神经突触的能力。越来越多的证据表明耳鸣是由于中枢神经系统神经元的可塑性造成的。研究发现一些慢性耳鸣

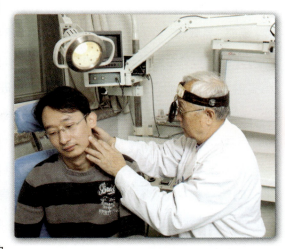

患者听神经可能在脑干附近被分开。虽然疼痛被认为是两种传入神经纤维传入大脑的痛觉冲动失控所致，但仍有证据表明慢性疼痛是中枢神经系统功能改变所致，而这种变化是由外周神经传入变化引起的。

耳鸣患者具有听觉过敏现象，即使很微弱的声音也不能忍受，很像慢性疼痛患者的痛觉过敏。耳鸣与慢性疼痛都具有不耐受现象，如严重耳鸣患者受强声刺激后感到疼痛，反复接触这一强声时对任何响声痛阈均降低；耳鸣与慢性疼痛都具有残余抑制现象，一些耳鸣患者应用特殊声响刺激耳鸣缓解，刺激停止后仍有后续效应，很像电疗刺激皮肤神经纤维缓解某种疼痛，疼痛可缓解相当时间，因为这些刺激激活的听觉神经系统和痛觉系统相似。

耳鸣是产生在耳部还是对声音做出的神经反应？虽然有证据显示耳鸣由耳病变引起，另一些证据表明与听觉神经系统相关的中枢神经系统部分参与耳鸣发生。机理是神经的可塑性，一些耳蜗损伤或切断听神经而致聋的患者仍有耳鸣说明耳鸣类似幻听，同样，患者可有肢体痛幻觉。

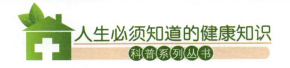
从精神—心理学角度认识耳鸣

　　耳鸣不仅是耳内鸣响那么简单。耳鸣通常伴有痛苦、复杂的心理、情绪等改变：易怒、易激惹、紧张、失眠、焦虑、抑郁。患者尤其是慢性/长期耳鸣者，常常面临"无计可施"，"无药可医"的窘境。另一方面，耳鸣可影响生活方式与生活质量。耳鸣者需要足够的心理咨询服务，鼓励耳鸣者进行各种尝试，最终能学会"与耳鸣相处"。心理问题可以是耳鸣的原因，也可能是耳鸣的结果。耳鸣患者普遍存在心理问题。与耳鸣相关的精神障碍包括抑郁、焦虑。

　　从心理学角度看耳鸣：耳鸣并非来自于耳，而是在与情感相关的边缘系统参与下耳鸣信号被中枢存储为令人不快的信号，导致恶性循环。耳鸣者过度关注于耳鸣，产生负性效应，从而在认知、情感、意志、人格等方面发生畸变，这些改变可能加重耳鸣的不适感觉。耳鸣患者个性特点：依赖性强、固执多疑、爱慕虚荣、性格不坚强、希望被关注，且有神经质倾向。

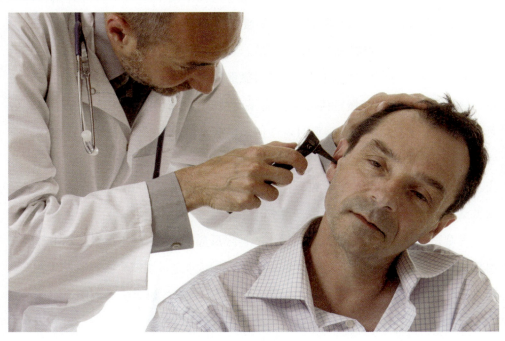

耳鸣患者需要做哪些检查

对耳鸣患者的诊断需要全面的听力学评估,以及颞骨CT和头部MRI检查。搏动性耳鸣需要检查包括颈动脉和椎动脉的血管系统造影,以排除动脉阻塞、动脉瘤及血管肿瘤。磁共振成像(MRI)与磁共振血管造影(MRA)是诊断血管畸形引发耳鸣的重要手段。

近年来,功能性磁共振成像(fMRI)及正电子放射体层扫描(PET)等功能成像技术已经应用于耳鸣研究,并在高位神经中枢定位了耳鸣相关异常活动:既有听觉皮层区(颞叶听觉皮层),也有非听觉皮层区。研究表明,耳蜗后中枢神经结构在耳鸣发生与维持中有重要作用,感觉通路上行信号活动改变导致大脑皮层功能区重组。

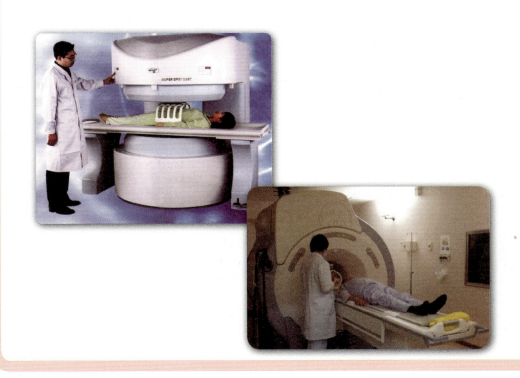

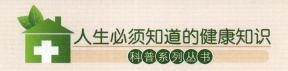

耳鸣严重程度评估指标及评分标准

评估指标	0分	1分	2分	3分
耳鸣出现的环境	无耳鸣	安静环境	一般环境	任何环境
耳鸣持续时间	无耳鸣	间歇时间大于持续时间	持续时间大于间歇时间	持续性耳鸣
耳鸣对睡眠的影响	无影响	有时影响	经常影响	总是影响
耳鸣对生活及工作的影响	无影响	有时影响	经常影响	总是影响
耳鸣对情绪的影响	无影响	有时影响	经常影响	总是影响
患者对耳鸣的总体感受	由患者自己根据对耳鸣程度的实际感受进行评分（0~6分）			

注：根据最近1周的表现，出现的时间≤1/5定义为"有时"，≥2/3定义为"总是"，二者之间定义为"经常"。

也有人建议将耳鸣响度分7级：0级：无耳鸣；1级：耳鸣若有若无，极为轻微；2级：响度轻微，但可以肯定；3级：中等响度；4级：耳鸣声较大；5级：耳鸣声很大；6级：耳鸣声极大，难以忍受。

发生耳鸣怎么办

如果耳鸣较轻，有时自行按摩或针灸耳周的穴位可使耳鸣消失。如果耳鸣持续不消失，则应到医院检查，找出病因，予以治疗。如因患某些全身疾病所致耳鸣，则应治疗全身性疾病。重要的是寻求耳鼻咽喉科大夫相助，查找耳鸣原因，以确定最佳治疗。

耳鸣鸣起的疾病警钟

耳鸣患者应当控制好血压 如果您有较严重的耳鸣，最好：①远离噪声和强声，如工地、歌厅、随身听、跳舞毯、烟花爆竹等；②经常测量血压，如果>18.7/12.0千帕（140/90毫米汞柱），请服药控制；③减少食盐摄入量；④避免神经兴奋剂，如咖啡、含咖啡因的饮料、烟草、毒品等；⑤每天锻炼可以改善微循环；⑥保证足够的休息和睡眠，避免劳累；⑦放松精神，减少焦虑。

糖尿病患者也耳鸣是何故 临床常见糖尿病引起耳鸣。糖尿病作为一种慢性代谢性疾病，随着病程的进展，可以引起遍及全身各个重要器官的疾病，像冠心病、脑血管意外、糖尿病视网膜

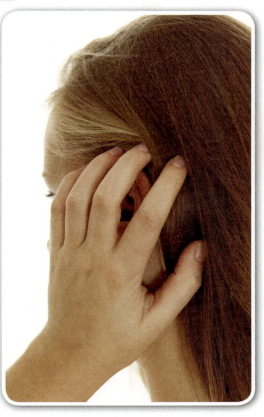

病变、糖尿病足等并发症，应该已为大众所熟悉了。可耳鸣是如何引起的呢？

糖尿病耳鸣主要指在确诊的糖尿病患者中出现了耳鸣症状，在排除其他引起耳鸣的原因后就可以诊断为糖尿病耳鸣。糖尿病耳鸣属于主观性耳鸣，常表现为高音调、双侧性，并且此类患者经常合并有听力减退（耳聋）、眩晕等症状。

糖尿病是如何引起耳鸣的呢？目前具体发病机制尚未完全明确，据认为主要有两方面原因：①神经病变。近年来的研究表明糖尿病所致神经病变的并发率高达60%~90%，主要累及周围神经及自主神经，也可累及中枢神经系统。许多资料表明糖尿病所致早期周围神经病变表现为轴突灶性衰变及雪旺细胞变薄，尤多见于神经

远端。当糖尿病病变波及第Ⅷ对脑神经(听神经)时,就可以直接导致耳鸣,甚至出现突发性耳聋。②血管病变。糖尿病的慢性微血管病变包括内耳的微血管病变。糖尿病患者早期极易并发血管病变,尤其是营养神经的小血管,包括动脉、毛细血管及静脉内膜上皮的肥大增生及脂质沉着,导致血管腔狭窄或闭塞,电镜还发现有血小板的聚集或纤维素的沉积,亦可使血管狭窄或闭塞。当此类病变发生于耳蜗、前庭等部位时,必然引起相应的症状,如耳鸣、耳聋、眩晕等。此外,高血糖可激活多元醇通路,影响血管的舒张功能,也可引起内耳的血液循环障碍进而引起耳蜗病变而出现功能障碍。

耳鸣是冠心病的先兆　50岁以上的男子如出现阳痿,55岁以上的中老年人如发生耳鸣,这些症状往往是罹患冠心病的预兆。美国北卡罗来纳的一位学者曾用老鼠进行观察研究,结果发现当用一些有害条件(高脂饮食、长期噪声等)刺激这些老鼠时,耳蜗中出现的缺血性病理变化要比心肌改变早得多。实际上,临床实验也证明,一些中老年冠心病患者在发病前会出现进行性加重的耳鸣。可见,出现耳鸣常常预示着冠心病的隐患。

单侧耳鸣可为鼻咽癌的信号　出现鼻涕带血,颈部肿块,人们就会怀疑是否得了鼻咽癌。但是,患鼻咽癌的另一个重要症状——不明原因的单侧耳鸣,甚至耳痛(间断反复)往往得不到重视,以致延误诊断和治疗时机。有报告在鼻咽癌就诊患者中,约半数的患者有耳部症状。

人的鼻咽部与中耳腔之间有根相连通的耳咽管,可以调节中耳腔内的气压,保持鼓膜内外压力的平衡。鼻咽癌好发于耳咽管开口的附近如圆枕区,癌肿可压迫咽鼓管开口,导致阻塞,产生鼓室积液,继而表现耳闷、耳鸣。因此,一旦出现原因不明的单侧耳鸣,尤其是年龄在30岁以上的男性,又有耳闷者,应高度警惕鼻咽癌的可能。建议到正规医院进行相关检查,以免贻误诊治时机。

脑血管疾病可导致耳鸣吗　脑血管疾病也可以导致耳鸣,必要时可以做一个脑部血流图检查,以便确诊。

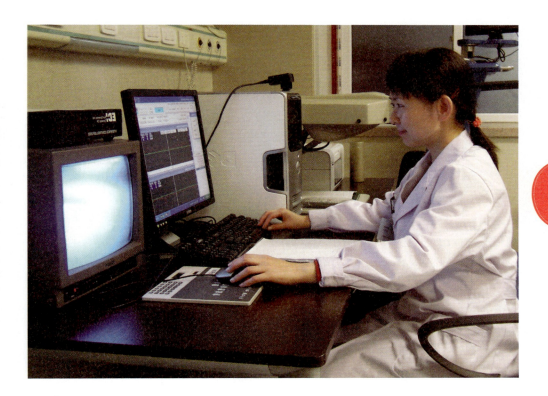

如何治疗耳鸣

大多数情况下耳鸣并无特别治疗。若耳鼻喉科大夫找到耳鸣某些特殊原因,可以因此治愈耳鸣。但是治疗决策来自全面检查如影像学,平衡功能以及相关化验检查。然而多数耳鸣病例难于确定耳鸣病因。药物对耳鸣有一定疗效。

急性耳鸣(病程在3个月内),应按照突发性耳聋治疗方案进行治疗;慢性耳鸣则常常需要综合治疗。针对耳鸣病因进行治疗,是最有效的治疗。耳部疾病应给予积极治疗;血管畸形可采用手术或介入治疗;全身性疾病如高血压、糖尿病等,应积极治疗原发病;但大多数耳鸣患者病因难于确定。

局部应用麻醉药 利多卡因静脉推注或滴注,大部分病例耳鸣可减轻;与利多卡因扩张局部血管,解除血管痉挛,改善内耳及神经系统缺血缺氧状态及利多卡因

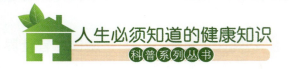
作为局麻药抑制了听觉传导通路反射弧神经元兴奋性或中枢麻醉效应有关，但也有医生认为利多卡因对耳鸣仅限于静脉注射大剂量，有短暂治疗效应。

扩张血管改善微循环药物 前列腺素E_1、金纳多、氟桂利嗪（西比灵）、尼麦角林、高压氧疗等急性期耳鸣适用。

抗惊厥药物 卡马西平增加细胞膜稳定性。

抗抑郁与抗焦虑药 多塞平（多虑平）、三唑氯安定（舒乐安定）可抑制耳鸣。

神经细胞营养剂 胞磷胆碱、辅酶A、三磷酸腺苷、B族维生素等。

耳鸣习服治疗（TRT） 由Jastreboff提出。他认为，该方法只是利用了基本的神经习服治疗，而不是针对患者的心理问题，但其中包含的大量咨询、解释工作，在一定程度上起到了心理治疗的作用。耳鸣习服治疗通过对神经系统重新训练或再编码，降低中枢兴奋性，增加中枢抑制，切断耳鸣与不良情绪的恶性循环，促使患者最终适应和习惯耳鸣。耳鸣习服治疗方法包括：①耳鸣不全掩蔽；②松弛训练；③转移注意力；④心理咨询。需每日进行，训练时间较长（1~2年）。

不全掩蔽 以低强度宽带噪声掩蔽耳鸣，音量以刚刚听到为准，不完全将耳鸣掩蔽消除。每天掩蔽时间在6小时以上，每次持续1小时。依据后抑制效应决定两次掩蔽治疗的间隔时间。听觉中枢分级结构的活动都受外界声信号输入的调控，外加声响可以降低听觉传导通路的异常兴奋，使听觉中枢难以检测到耳鸣的存在。而这正为耳鸣掩蔽治疗有效性作出了合理解释。

松弛训练 患者闭目静坐或平卧，用意念控制肌肉紧张性，先从头皮、额部、面部肌肉开始放松，逐渐将上下肢、胸部乃至全身肌肉放松。10~20分钟/次，1~3次/天。松弛训练对伴有紧张、焦虑和抑郁情绪的耳鸣患者最为适宜，均可转移对耳鸣的过度关注，具体方式为听音乐、读书看报、聊天、冥想或体育运动；结合心理咨询辅导及掩蔽治疗，训练患者神经系统（听觉系统、边缘系统及自主神经系统）调节"再编码"，从而减轻或消除耳鸣以及伴随症状，避免"耳鸣不好治"、"没有好办法"等负性情绪感染，使患者适应耳鸣的改变，避免强噪声刺激，打破耳鸣的魔咒，走出恶性循环，适应并习惯耳鸣。

转移注意力　要求患者一旦感受到耳鸣，立即将注意力转移，如听音乐、读书、运动、思考其他问题等，分散注意力，久之形成习惯，感觉耳鸣，即转移注意力，耳鸣因此缓解。

心理咨询　患者对耳鸣的认识或态度以及患者的心理状态对耳鸣治疗效果有重要影响。要让患者正确认识耳鸣，避免负面情绪加重耳鸣，逐渐摆脱对药物的依赖，最终战胜耳鸣。

Jean – Marie Gaspar Itard（1825）是第一个提出声音掩蔽耳鸣概念的人。他曾建议用点燃青树枝产生的嘶嘶声和爆裂声来掩蔽高频耳鸣，用点燃老树枝产生的声音来掩蔽低频耳鸣，并验证了滴水声是非常好的掩蔽声；利用助听器来掩蔽或抑制耳鸣，助听器可装上掩蔽线路同时具备助听器和掩蔽器的功能；第一个可佩戴的耳鸣装置类似于耳背式助听器；掩蔽和耳鸣在中枢神经系统有相互作用，这是第一个暗示掩蔽起源于中枢、耳鸣本身也产生于中枢的证据；对侧掩蔽现象进一步证实有些患者对侧耳给掩蔽声可产生与同侧耳给掩蔽声同样的效果，所以耳鸣与掩蔽的相互作用必定发生在听觉通路中双侧相互作用的部位。耳鸣掩蔽被公认是有效的治疗手段。

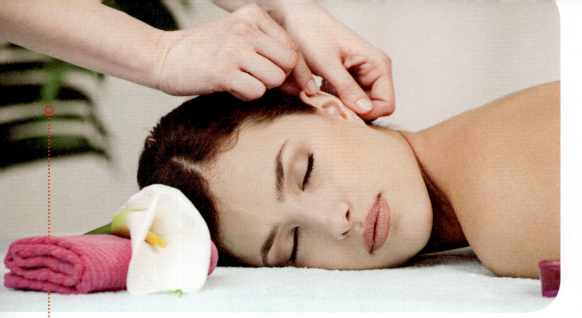

简便方法治疗耳鸣

掩耳、鸣天鼓：首先以双手掌心用力掩耳，食指压在中指上，滑动、敲打玉枕穴8次；然后，以双手掌心用力掩耳，再突然松开，做8次。

有人推荐保健窍门"扯耳朵、远耳鸣"：右手牵拉左耳廓，换手牵拉右耳；坚持每天扯两次，每次100~200下，持之以恒坚持几个月下来，收到了较好的效果。这个土办法简易有效，既不花钱又省时，走路休息都可以做，供耳鸣者参考。

中耳炎手术可以完全恢复听力并消除耳鸣吗

如上所述，耳鸣的病因是多样的，并且发病机制未明，想用一种方法既能达到干耳不流脓，还提高听力，又能消除耳鸣，期望手术后听力马上恢复正常、耳鸣马上消失是不太现实的。

专家分析：中耳炎病程多较漫长，长期的炎性刺激会影响内耳系统甚至更高的听觉传导通路，患者可有不同程度的感音神经性听力损害及耳鸣。鼓室成形手术虽可完全清除病灶和重建听骨，但仅能部分或大部分恢复因听骨损害、鼓膜穿孔引起的听力下降，对感音神经性听力损失无效，也不能直接减轻耳鸣症状。不过可以肯定的是，中耳炎病灶的清除对耳鸣的好转间接有益。

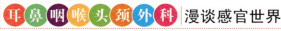

耳鸣患者应如何护耳

防止噪声刺激 爆震声和长时间的噪声接触，均能导致听力下降和耳鸣产生。工作在高强度噪声环境中的人，要注意噪声防护，如减少噪声源或佩戴防护耳罩、耳塞等。

劳逸适度，避免精神紧张和过度疲劳 当长期处于精神高度紧张和身体疲劳状态时，易使耳鸣加重，因此应适当调节工作节奏，放松情绪，转移对耳鸣的注意力。

慎用药物 耳鸣患者由于其他疾病就诊时，请不要忘记告诉您的接诊医师，您已患有耳鸣。因为某些药物会使您已有的耳鸣症状加剧。

戒除不良习惯 咖啡因和酒精可使耳鸣加重；吸烟可以使血氧含量下降，因此，建议耳鸣者戒烟戒酒。

防治耳鸣，要加强锻炼，增强体质、保持情绪稳定与精神愉悦，避免过度劳累，节制房事、忌烟酒。在治疗上由于病因复杂，要根据不同病因，积极治疗引起耳鸣的全身性疾病，药毒性耳鸣，要立即停用与耳鸣有关的药物，脱离噪声环境等。

及早诊治耳鸣有助于康复

耳鸣和其他疾病一样，早期诊治有助于病情好转和康复。因为耳鸣常先于其他症状之前，这无疑是一种"警报"，如氨基糖甙类抗生素的耳毒性往往先出现耳鸣，继而听力减退，当发生耳鸣时应立即停药；贫血、高血压的病人出现耳鸣或耳鸣加重，表明病情在进一步恶化，应引起警惕；长期在噪声环境下工作者，出现耳鸣，则应考虑调换工作环境。有些耳鸣早期明确病因如耵聍栓塞、分泌性中耳炎等，即可采取相应治疗措施，耳鸣也会随之消失。

但有部分耳鸣患者，虽经各种检查，仍难于确定病因。

如何对症下药轻松远离耳鸣？一是戴助听器。这种方法特别适用于既有耳鸣，又有听力下降的人。助听器不仅可以提高听力，也可以把环境中的噪声放大，这样就掩蔽了耳鸣的声音。但是这种方法对那些只在夜深人静时才感到耳鸣的人不大适用。二是在睡眠时用一台调频(FM)收音机，将收音机调到两个电台之间的位置上，它会发出丝丝之声来掩蔽耳鸣。第三种方法是买一个专用的耳鸣掩蔽器。这种小仪器可以发出与耳鸣相近的窄带噪声；掩蔽声强弱可以自己调节。第四，中老年人的搏动性耳鸣，可以按压颈总动脉观察耳鸣是否消失。如果耳鸣与颈部血管有关，则应注意排除血管硬化和高血压等血管性相关因素。也可以试用扩张血管药物和降低血脂的药物。

中医治疗耳鸣

怎样用中药治疗耳鸣　耳鸣与耳聋多共同治疗。耳鸣如雷声伴有头痛眩晕、口苦咽干、面红耳赤者，可用龙胆泻肝汤加石菖蒲；耳鸣如蝉鸣不止，或"呼呼"作响伴有头昏沉重、胸腔满闷者，用二陈汤或清气化痰九；对蝉鸣日久、声音尖弱、昼夜不息、夜间加重伴有腰膝酸软者用耳聋左慈丸治疗。老年性耳鸣和耳聋一般是不可逆的，尤其已经到80岁高龄，中医认为肾气衰微，但可以改善耳鸣的程度。建议老人的治疗可采用针灸治疗，逐步减少西药。中医认为，肾开窍于耳，精力的耗损，过度的疲劳，是造成耳鸣的重要原因。中年人或工作负担重，或精力不足，应注意调节生活节奏，避免过度劳累和精神紧张。耳鸣患者也可以在医师指导下试用益精补肾和抗衰老的药物。

针灸治疗耳鸣

1）取穴：耳门、听宫、听会、翳风、中诸、外关、阳陵泉、足三里、三阴交，每次2~3穴。老人用补法。

2）耳针：取耳、肝、肾、神门，留针15~20分钟。

3）穴位注射：听穴、翳风、完骨等注入药液，如当归注射液、丹参注射液。每次2毫升，隔日一次。

按摩可缓解耳鸣症状

1）分搓耳前后：具体方法是将双手分别放在两耳根部，食指和中指分开置于耳朵前后，中指在耳前，食指在耳后。然后从耳垂开始，夹持耳朵向上推动，注意有一定的力度，并且紧贴耳廓，直到耳尖。这样来回分搓，每天50次。由于在人体耳廓前后尤其是耳前，有耳门、听宫、听会等重要穴位，这样的分搓，可以疏通经脉的经气，达到清耳窍的目的。

2）点揉翳风穴：翳风穴位于耳垂后方的凹陷处。按摩时，可以将双手置于头部。拇指指尖按在翳风穴，其他四指分散地放在耳朵上方，起一个稳定作用。然后拇指用力对凹陷进行点按，直到能感觉出酸胀感。这样每天可以点按数次，也可以点揉3分钟。对于明目、清窍都有很好的效果。按摩可缓解耳鸣症状。

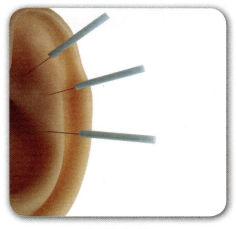

针灸治疗耳鸣

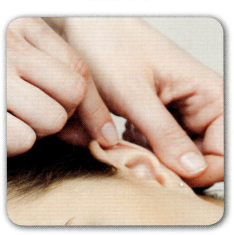

按摩可缓解耳鸣症状

3）鸣天鼓：鸣天鼓是中医推拿的特色手法，具体操作是首先将两手掌用力相搓，使掌心产生一定的热量，然后用两手掌分别按于两耳，掌心对准耳道，手指贴于后枕部。两掌轻轻用力，对两耳作缓慢的重按，再缓缓地放开。这样可以反复操作数次，中间还可用置于后方的拇指加点风池穴数次。风池位于后颈部，枕骨下的凹陷中，与耳垂齐平。

此外，睡前热水洗脚有引火归元作用，可减轻耳鸣。

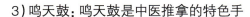

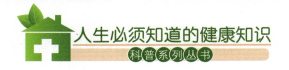

耳鸣都有什么危害

影响听力 非常响的耳鸣能够干扰所听的内容，常常听到声音但分辨不清别人在说什么。

影响睡眠 耳鸣尤其在夜深人静时响的厉害，使人入睡困难。即使入睡，也特别浅。有人诉说，睡眠不深时可以被耳鸣吵醒(耳鸣如同外界声音一样能够吵醒主人)。有时半夜醒来，耳鸣仍然响个不停，使人烦躁不安，辗转难眠。

影响情绪 长期严重耳鸣可以使人产生心烦意乱、担心、忧虑、焦急、抑郁等情绪变化。有的人宁愿听不见了也不要耳鸣，达到难以忍受的程度。更有的人，因为到处求医均被告之"不好治"、"没有好办法"等，则想到自杀。

影响工作 患者往往听不清别人尤其领导和老师的讲话，独自忍受着耳鸣带来的巨大痛苦而常常不能被人理解，会导致工作效率下降，对工作和学习也渐渐失去兴趣。

影响家庭生活 因为耳鸣而长期求医吃药，会带来经济损失甚至导致巨大的经济压力。如果不被家庭成员所理解，则影响家庭和睦。

耳鸣患者应注意的饮食事项

为了提高耳部血循环，应减少饮食中的饱和脂肪和胆固醇。烟酸每天100～6000毫克可帮忙降低胆固醇。注意：在无医生监测的情况下，不要服用过量烟酸，因为会出现诸如肝中毒等不良反应。研究表明，大多患耳鸣的人缺乏维生素B_{12}，营养学家推荐每天服6微克。另外，每天5000～10000国际单位的维生素A对耳鸣部分显效。患者平时一定要戒烟，少喝酒、浓茶、咖啡等可致兴奋的饮料，这些可使耳鸣加重。多吃核桃、黑木耳、芝麻等。饮食宜清淡、少盐，因盐能使液体在耳中集聚，加重耳鸣。避免过量服用阿司匹林，因其可使耳鸣加重。避开噪声，因其可加重已有的耳鸣。如果因耳鸣无法入睡时，试着打开收音机，听一段优美的音乐，可以掩盖有害声音。听一听自然音如潺潺流水声，亦可减轻耳鸣。

总的膳食原则：饮食多样，荤素搭配，粗细搭配，均衡膳食，控制耳鸣。

控制脂肪的摄入　过量摄入脂类食物，会使血脂增高，血液黏稠度增大，引起动脉硬化。内耳对供血障碍最敏感，出现血液循环（尤其是微循环）障碍时，会导致听神经功能改变，从而产生耳鸣。

中年人每日脂肪总摄入量应控制在大约40克，应少吃各种动物内脏、肥肉、奶油、蛋黄、鱼子酱、油炸食品等富含脂类的食物。

注意铁的足量摄入　缺铁易使红细胞变硬，运输氧的能力降低，耳部养分供给不足，可使听觉细胞功能受损，导致听力下降。补铁，则能有效预防和延缓中老年人耳鸣、耳聋的发生。45岁以上的人群不分男女，每天铁的摄入量不应少于12毫克。

常用食品中紫菜含铁量较多，每百克紫菜含46.8毫克铁，虾皮16.5毫克、海蜇皮17.6毫克、黑芝麻26.3毫克、黄花菜12.6毫克、黑木耳11.9毫克、苋菜10.5毫克，香菜、木耳菜含铁量仅次于苋菜，豆制品平均含铁量约占4~6毫克。

适当补锌　缺锌是导致中老年人耳鸣、耳聋的一个重要原因。耳蜗内锌的含量大大高于其他器官。而60岁以上的老年人耳蜗内锌的含量明显降低，影响耳蜗的功能而导致听力减退。

老人及耳鸣患者应多食用含锌丰富的食物如鱼、牛肉、鸡肉、鸡蛋，各种海产品，苹果、橘子、核桃、黄瓜、西红柿、白菜、萝卜等。

常吃有活血作用的食物　活血化瘀能扩张血管，改善血液黏稠度，有利于促进耳部小血管的正常微循环。建议食用黑木耳、韭菜，适量饮用红葡萄酒、黄酒等。

喝牛奶　牛奶中几乎含所有已知的维生素，如维生素A、维生素D、维生素B$_1$、维生素B$_2$、维生素B$_6$、维生素B$_{12}$、维生素E和胡萝卜素。上述这些维生素促进钙质的吸收利用，对防治血液循环障碍，改善耳鸣症状很有帮助。

（本章编者：孙勍、彭新、龙顺波、马丽涛）

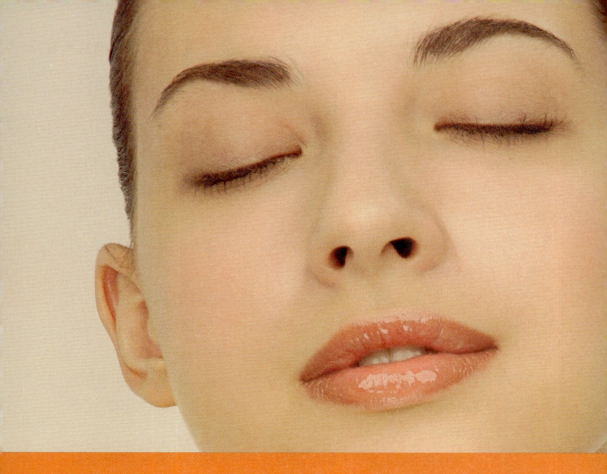

BI
——WENXIANG PIAN

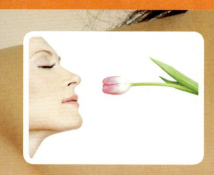 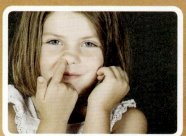 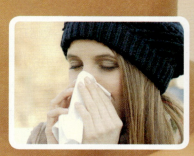

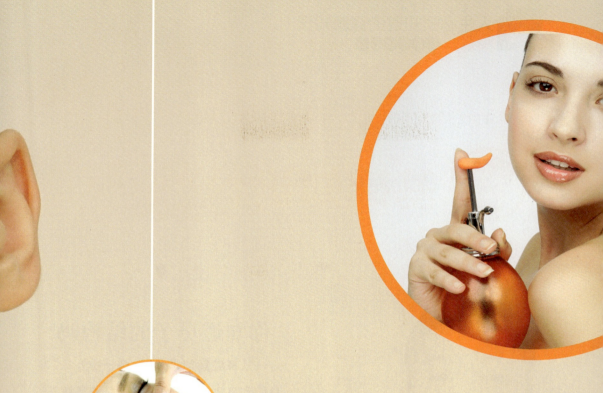

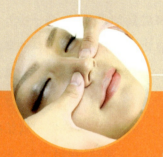

鼻——闻香篇

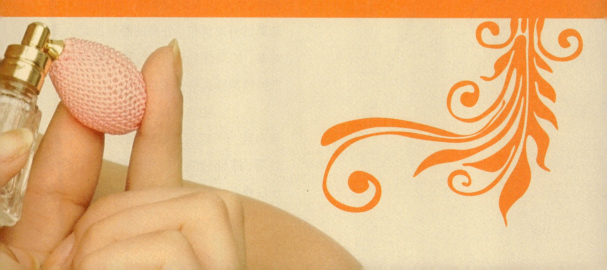

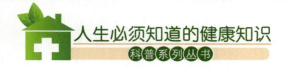

 基础知识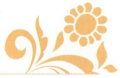

你知道鼻子的结构吗

从鼻腔解剖学来说，鼻子由外鼻、鼻腔和鼻窦三部分组成。外鼻和鼻腔常可统称为鼻，故亦可将鼻部分为鼻及鼻窦两部分。

外鼻　由鼻骨、鼻软骨和软组织组成。外鼻突出于面部，呈锥体形，容易受到外伤。鼻尖与鼻翼软组织与皮肤粘连甚紧，如果发炎则很疼痛，也是痤疮、酒渣鼻的好发部位。外鼻的静脉血汇入海绵窦，如炎症处理不当，可引起海绵窦血栓性静脉炎等并发症。

鼻腔　由鼻中隔分为左右各一，每侧鼻腔为一前后开放的狭长腔隙，顶部较窄，底部较宽，前起于前鼻孔，后止于后鼻孔。每侧鼻腔分为鼻前庭和固有

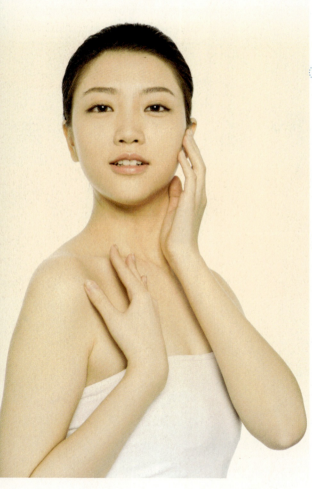

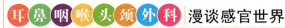

鼻腔两部分。

　　1）鼻腔的前部称鼻前庭，有鼻毛，并富有汗腺和皮脂腺，易生疖。通常将固有鼻腔称为鼻腔，其顶部是颅前窝底部一部分，较薄，与硬脑膜相连甚紧，有嗅神经通过，此处筛板薄而脆，受外伤时易发生骨折，为鼻部手术的危险区。

　　2）鼻腔内侧为鼻中隔，由骨部和软骨部组成，骨膜及软骨膜外覆黏膜，在鼻中隔前下部的黏膜内血管汇聚成丛，称黎氏区，此处黏膜常发生上皮化生，并呈现小血管扩张和表皮脱落，因此最易出血，大多数的鼻出血均发源于此，故称鼻中隔易出血区。

　　3）鼻腔外侧壁表面不规则，有三个垂向下方的突出部，分别称为上鼻甲、中鼻甲和下鼻甲。各鼻甲的下方空隙称为鼻道，即上、中、下鼻道。鼻甲内侧与鼻中隔之间的空隙称总鼻道。在下鼻道有鼻泪管开口，在中鼻道有额窦、前筛窦及上颌窦开口，在上鼻道有后筛窦和蝶窦的开口。

　　4）鼻腔底壁即硬腭，与口腔相隔，距离鼻底前缘约1厘米近鼻中隔处，左右各有一切牙管的开口，腭大动脉、静脉及腭前神经等由此通过。

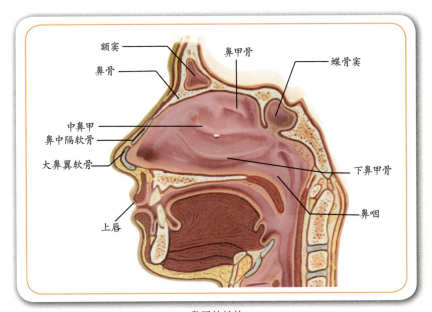

鼻子的结构

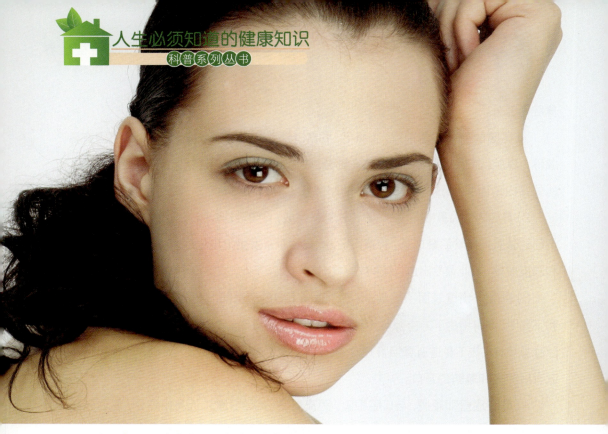

鼻窦的结构是怎样的

　　鼻窦为鼻腔周围颅骨中的一些含气空腔，一般两侧对称排列，共有4对，依其所在颅骨命名，称为上颌窦、筛窦、额窦和蝶窦。在临床上，因上颌窦、前组筛窦及额窦均开口于中鼻道，故将其合称为前组鼻窦，后组筛窦和蝶窦称为后组鼻窦，前者开口于上鼻道，蝶窦开口于蝶筛隐窝。其中，蝶窦、筛窦及额窦因均位于鼻腔上部，又合称上组鼻窦，其与颅内组织仅隔一层菲薄骨板，因此，这些鼻窦的疾病、外伤或者手术均可导致颅内并发症。上颌窦位居下方，称下组鼻窦，不易引起颅内并发症。

　　额窦　位于额骨内、外两层骨板之间，筛窦的前上方，左右各一，分为前壁、后壁、底壁及内壁。其后壁为一薄骨板与颅前窝相隔，额窦黏膜的静脉常通过此壁与硬脑膜静脉通连，故额窦炎时，有发生颅内并发症的可能。底壁相当于眼眶的内上角，此壁最薄，尤以眶内上角为甚，额窦炎引起的眶壁骨膜下脓肿，多发生于此；发

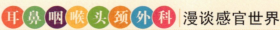

生急性额窦炎时，此处有明显的压痛；实施额窦手术时常选此处作为进路。

筛窦　位于眼眶与鼻腔外上方之间的筛骨内，临床上常以中鼻甲附着缘为界分为前、后两组；成人筛窦每侧约含4~17个气房，筛房间的骨隔极薄而易碎，有利于筛窦手术的进行。筛窦分为前界、后界、上界、下界、外界和内界，其中前界的重要结构为额隐窝，为额窦的开口，后界外上方仅借一菲薄骨壁与视神经孔相隔，上界为颅前窝的一部分，外界是眼眶的内侧面为纸样板，菲薄如纸，故筛窦或眼眶炎症可互相感染。

上颌窦　居于上颌骨体内，为鼻窦最大的一对，其平均容量约15毫升。上颌窦分为前壁、后外壁、内壁、上壁和底壁，其前壁向外下倾斜，在尖牙嵴之外有一略为凹陷的部位，骨壁甚薄，称尖牙窝，行上颌窦手术时常经此凿入窦腔；当上颌窦肿瘤破坏后外壁时，可侵犯翼肌，导致下颌骨运动受限，引起张口困难；上颌窦的开口位置较高，不利于引流，故比其他的窦易发炎。

蝶窦　位于鼻腔后上方蝶骨体内，鼻腔最后上方，由于其位居颅底深部，所以与颅中窝的蝶鞍、颈内动脉、海绵窦、视神经管、视交叉以及第Ⅲ~Ⅵ对脑神经等的关系极为密切。其顶壁、外壁、后壁均借骨板与颅中窝及颅后窝相隔，与眶尖关系密切，故蝶窦炎时可引起视神经病变。

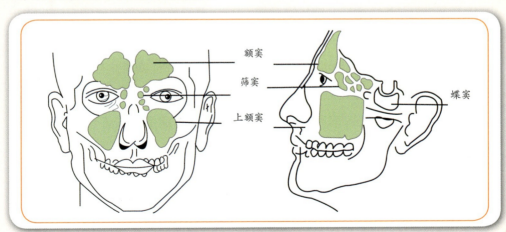

鼻窦的组成

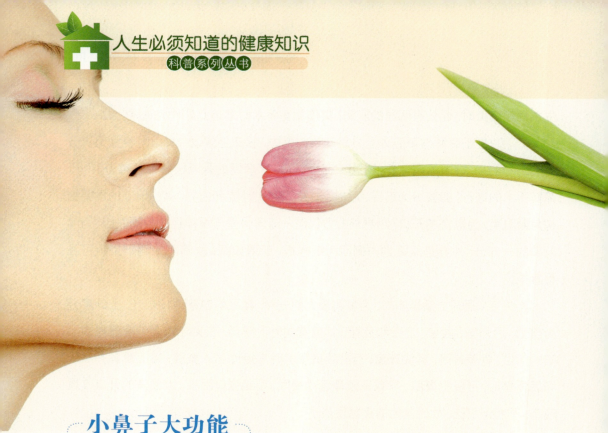

小鼻子大功能

众所周知，鼻子主要有呼吸和嗅觉功能，除此之外，还有过滤、保护、清洁、加温、加湿、共鸣、反射、吸收和排泄泪液等功能。

呼吸功能 鼻腔是呼吸的门户。我们每天要吸入大量的空气，细菌、病毒、沙尘、花粉等，此时鼻腔就成了空气净化器。首先，鼻前庭中的鼻毛就像一排排防护林，空气中较大的微粒将被阻挡在鼻前庭。其次，鼻腔内的黏膜细胞的纤毛不停地摆动，就像扫帚一样把吸入到鼻腔的微粒扫除鼻外。另外，鼻腔内较多的腺体也在不断分泌黏液，这些黏液把吸入的灰尘微粒或病原紧紧粘住，并被纤毛送至鼻前庭或后鼻孔，再由咽喉咳出；同时黏液分泌的溶菌酶也对病毒和细菌有溶解作用，这样病毒和细菌就不会起到破坏作用了。

嗅觉功能 气味可以触发人们的独特记忆或感情瞬间，这是通过鼻腔的嗅觉功能来实现的。人在用力吸气时，气层流经嗅区，气流中的含气味微粒溶解于嗅腺分泌物中，刺激嗅细胞产生神经冲动，经嗅神经、嗅球中枢而产生嗅觉。

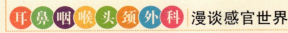

加湿、保温功能　尤其是天气寒冷和干燥的冬季，我们用鼻子吸进空气并不冷，是因为鼻腔黏膜丰富的血管和腺体对空气温度的调节能力十分强大，当外界空气进到鼻腔，由于神经反射，血管和腺体通过舒张和收缩来调节鼻内的温度和湿度。

共鸣功能　在专业的声乐练习中更为重视。在正常情况下，从喉腔发出的声音经过鼻腔时，声流在腔内撞击和回旋可产生共鸣效应，使声音变得圆润和洪亮。在鼻腔病变时，这种共鸣效应明显减弱。除鼻腔外，鼻窦腔、鼻咽腔、头颅腔也参与这种共鸣效应。如果感冒或鼻腔肿物导致鼻塞，就出现了鼻音加重的现象，讲话声音就变了。

反射功能　鼻腔内神经分布十分丰富，常出现神经反射现象，当鼻腔吸入的灰尘颗粒、花粉、不良气体，甚至感冒、情绪激动时，均可直接或间接刺激黏膜感觉神经末梢，再反射给呼吸中枢，立即出现难以控制的深呼吸，随之而来的强呼气，一股气流强有力地经鼻腔猛烈喷出，通过喷嚏反射，可清除鼻腔内的刺激物，使鼻腔清洁。这种保护性反射可以增进食欲和辨别某些喜好气味。

鼻炎分为急性与慢性两大类

急性鼻炎　老百姓一听见熟人打喷嚏、流鼻涕，就会关心地问，你感冒了吧？

"伤风"、"感冒"是急性鼻炎的俗称，但感冒有别于流感。流感系由病毒感染引起的急性鼻黏膜炎症，常波及鼻窦或咽喉部，传染性强。多发于冬秋季以及季节交替之时。潜伏期1～4天，不同的病毒潜伏期有所不同。早期症状多为鼻腔和鼻咽部出现鼻痒、刺激感、异物感或烧灼感，自觉鼻腔干燥，有时还会出现结膜的瘙痒刺激感；然后出现疲劳、头痛、畏寒、食欲不振等全身症状；继之出现逐渐加重的鼻塞，夜间较为明显，打喷嚏，头痛；鼻涕增多，初为水样，后变为黏脓性；说话有闭塞性鼻音。

慢性鼻炎　慢性鼻炎是鼻黏膜及黏膜下层的慢性炎症，主要特点是鼻腔黏膜肿胀，分泌物增加。

（1）**全身因素**　如内分泌失调、长期便秘、肾脏病和心血管疾病等，而致鼻黏膜长期充血；维生素缺乏；烟酒过度可影响鼻黏膜血管舒缩而发生障碍；长期服用利血平等降压药物，可引起鼻腔血管扩张而产生类似鼻炎的症状。环境、职业因素，在有水泥、烟草、煤尘、面粉或化学物质等环境中的工作者，鼻黏膜受到物理和化学因子的刺激与损害，可造成慢性鼻炎。温湿度急剧变化的环境，如炼钢、冷冻、烘熔等车间工人，也较易发生此病。

（2）**局部因素**

1）急性鼻炎的反复发作或治疗不彻底，变为慢性鼻炎。

2）鼻腔或鼻窦慢性炎症，可使鼻黏膜长期受到脓性分泌物的刺激，促使慢性鼻炎发生。

3）鼻中隔偏曲、鼻腔狭窄、异物、肿瘤妨碍鼻腔通气引流，使得病原体容易局部存留，以致易反复发生炎症。

4）长期滴用血管收缩剂，引起黏膜血管舒缩功能障碍，长期血管扩张，组织间隙水肿、黏膜肿胀、纤维结缔组织增生或鳞状上皮化生，严重影响纤毛系统的形态和功能，最终导致药物性鼻炎。

5）黏膜纤毛功能、结构异常或出现分泌功能障碍也容易发生慢性鼻炎。

慢性鼻炎是个大家族，根据病程、病因及症状特点，可以有以下几种常见类型。

（1）**慢性单纯性鼻炎**　病程持续数月以上或反复发作，迁延不愈，常无明确的致病微生物感染。一般鼻塞的特点是间歇性和交替性，时轻时重。鼻塞严重时，可局部鼻腔内滴血管收缩药后缓解症状。

（2）**慢性肥厚性鼻炎**　鼻塞较重，多为持续性，可以说是单纯性鼻炎的进行性加重，出现闭塞性鼻音，嗅觉减退。鼻涕不多，为黏液性或黏脓性。即使滴入血管收缩药，通气也无明显改善。

（3）**药物性鼻炎**　由全身或局部使用药物引起鼻塞的症状。尤其是后者引起的更为常见，故亦称"中毒性鼻炎"。不少患者不经专科医生检查诊治，自行购药治疗,以致滥用滴鼻药造成药物性鼻炎。

变态反应性鼻炎简称变应性鼻炎或过敏性鼻炎,是特应性个体接触致敏原后由IgE介导的以炎性介质(主要是组胺)释放为开端的、有免疫活性细胞和促炎细胞以及细胞因子等参与的鼻黏膜慢性炎症反应性疾病。以频繁发作的喷嚏、过量的鼻分泌物和显著鼻塞等症状为主要临床特征。变应性鼻炎本身虽不是严重疾病,但会显著影响患者的生活质量。如影响睡眠、导致工作效率下降、影响记忆力,给社交、娱乐带来麻烦等。

(4)**干燥性鼻炎** 以鼻黏膜干燥,分泌物减少,但无鼻甲及鼻黏膜萎缩为主要症状的一种慢性鼻病,嗅觉一般无变化,鼻涕有时带血丝;多与气候和职业有密切关系,也与全身状况有关,如消化不良、贫血、肾炎、便秘、维生素缺乏易多发。

(5)**萎缩性鼻炎** 是一种发展非常缓慢的鼻病,青壮年多发,女性更为常见。这样的患者鼻腔宽敞,却因大量痂皮附着导致鼻塞,用力擤鼻易出血,嗅觉可发生障碍或丧失,呼出的气体可带有特殊的腐烂味。有时还出现头痛、头晕、耳鸣、咽干、咳嗽等伴发症状。萎缩性鼻炎可分为原发性和继发性。原发性可能与遗传基因、自身免疫性疾病、内分泌紊乱、自主神经功能失调及维生素缺乏、不平衡有关;继发性可能与有害气体刺激或遭到手术破坏、结核、梅毒、艾滋病等使鼻腔黏膜破坏或变性有关。

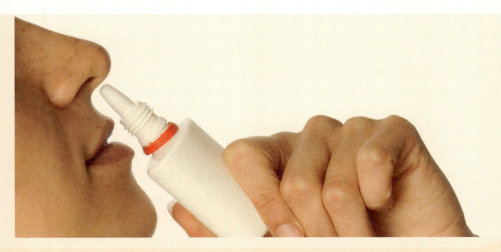

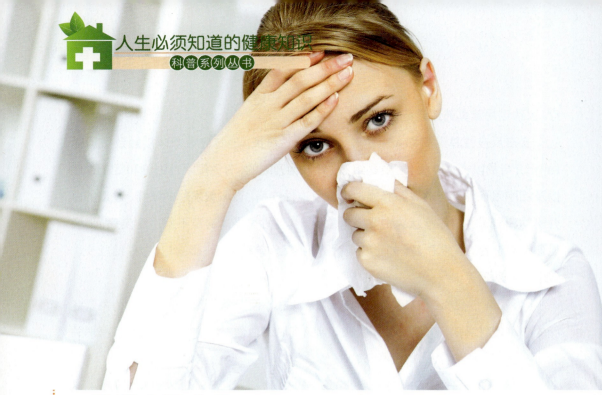

鼻窦炎的分类

按照病程可将鼻窦炎分为三种类型

1）急性鼻窦炎：病程8周以内，全身症状明显。

2）急性复发性鼻窦炎：病程8周以内，每年3次以上急性发作。

3）慢性鼻窦炎：成人病程持续8周以上，儿童病程持续12周以上。

根据年龄

14岁以下儿童期患鼻窦炎称为儿童性鼻窦炎。由于年龄的不同，解剖和生理的不同，小儿鼻窦炎与成人鼻窦炎既有共性，又具其特殊性。

儿童性鼻窦炎的病因如下。

1）因小儿鼻窦窦口相对较大，感染易侵入鼻窦。

2）鼻腔和鼻道狭窄，鼻窦发育不全。

3）腺样体肥大，易引起鼻腔阻塞，并常伴有感染，妨碍鼻腔和鼻窦黏膜纤毛和黏液毡的正常活动。

4）身体抵抗力、免疫力和对外界的适应能力均较差。

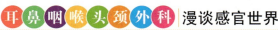

5）呼吸道变态反应引起鼻腔和鼻窦黏膜水肿，妨碍引流，而感染又可增加变应原对身体的致敏作用。

6）儿童跳水、游泳，特别是在不洁水中进行，不易发现的鼻腔异物等，均极易引发鼻窦炎。

鼻窦炎多有哪些表现呢

全身症状

1）急性鼻窦炎者多伴有烦躁不安、畏寒、发热、头痛、精神萎靡及嗜睡等症状，在儿童较为多见。

2）慢性鼻窦炎者的伴随症状多不明显或较轻，可有头昏、易倦、精神抑郁、记忆力减退及注意力不集中等现象。

局部症状

1）**鼻塞**：鼻窦炎常见症状之一，急性鼻窦炎者多表现明显，主要因为黏膜急性充血、肿胀，分泌物积蓄于鼻腔而引起。慢性鼻窦炎者亦常见鼻阻塞，多因为黏膜肿胀，鼻甲肿大，鼻内分泌物过多和或伴有息肉形成阻塞通气所致，擤除分泌物后可暂时缓解症状。

2）**流脓涕**：流涕多是鼻窦炎的一个主要症状，来自前组鼻窦的分泌物多可从前鼻孔擤出；后组鼻窦产生的分泌物多向后流，从后鼻孔流入鼻咽部，诉"涕倒流"或"痰多"。鼻分泌物的量及性质多视病变轻重而定，急性鼻窦炎时分泌物较多，呈黏性、脓性；慢性鼻窦炎时分泌物较黏稠，色黄或灰白色，可呈团块状，亦常有腥臭味。牙源性上颌窦炎时，脓涕多带腐臭味。

嗅觉障碍　常表现为嗅觉减退或嗅觉缺失，多为暂时性，如嗅区黏膜长期炎性变，可导致退行性变，造成永久性失嗅。嗅觉障碍的主要原因是嗅区黏膜炎性变，或形成息肉，或脓性分泌物积蓄于嗅裂等。

局部痛及头痛　鼻窦炎患者常或多或少地感到局部沉重、痛感，多在低头、咳

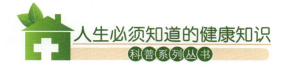

嗽、用力等使头部静脉压增高时，或情绪激动时症状加重。

头痛也是鼻窦炎的常见症状之一。慢性鼻窦炎者头痛多不明显，仅有局部钝痛及闷胀感，疼痛时间及部位多较固定；急性鼻窦炎或慢性鼻窦炎急性发作引起的头痛较为明显。

1）急性鼻窦炎的疼痛特点有哪些：

①急性上颌窦炎时疼痛多位于上颌窦前壁—尖牙窝处，且可反射至额部，及牙槽处疼痛；疼痛具有规律性，多晨起时不明显，后逐渐加重，至午后最明显。

②急性额窦炎多表现为前额部疼痛，具有明显的周期性，即晨起后明显，渐加重，中午最明显，午后渐减轻，夜间可完全缓解。

③急性筛窦炎时可觉内眦或鼻根处疼痛，程度较轻，晨起明显，午后减轻。

④急性蝶窦炎时疼痛定位较深，多不准，多是眼球后或枕后钝痛，但有时可引起广泛的反射性痛，如牵扯三叉神经，常可引起恶心症状。疼痛也多晨起轻，午后重。

2）慢性鼻窦炎头痛常有下列特点：

①多有时间性或固定部位，多为白天重、夜间轻，且常为一侧，如为双侧者必有一侧较重；前组鼻窦炎者多在前额部痛，后组鼻窦炎者多在枕部痛。

②休息、滴鼻药、蒸气吸入或引流改善、鼻腔通气后头痛减轻。咳嗽、低头位或用力时因头部静脉压升高而使头痛加重。吸烟、饮酒和情绪激动时头痛亦加重。

视觉障碍　慢性鼻窦炎引起的眶内并发症，病变多存在于筛窦或蝶窦，炎症累及眶内、眶尖及管段视神经时症状较明显。主要表现为视力减退或失明，也有表现其他视功能障碍如眼球移位、复视和眶尖综合征等。孤立性蝶窦炎，特别是蝶窦真菌感染导致视力损伤的机会最多。

真菌性鼻窦炎：是临床常见的一种特异性鼻—鼻窦炎症，主要发生在长期使用抗生素、糖皮质激素、免疫抑制剂、放射治疗后和某些慢性消耗性疾病的病人。最常见的致病菌是曲霉菌属。临床上不同类型的真菌性鼻窦炎可有不同表现。

1）急性侵袭性真菌性鼻—鼻窦炎：起病急骤，病变进展迅速，可在7～10天内累及眼眶、颅内和面部、口腔等邻近器官和组织。病情凶险，若不及时诊治，可在8～25

天内死亡。临床表现为发热、鼻腔结构破坏、坏死、大量脓性结痂、眶周及面颊部肿胀、疼痛，或眼球突出、结膜充血、眼肌麻痹、视力减退及眶后疼痛等，或腭部缺损，或剧烈头痛、颅内高压、癫痫、意识模糊或偏瘫等，或眶尖综合征、海绵窦血栓性静脉炎等。多发生于免疫功能低下或缺陷者，常见于糖尿病酮症酸中毒、器官移植、长期应用糖皮质激素或抗肿瘤药物或广谱抗生素、放疗及艾滋病病人。

2）慢性侵袭性真菌性鼻—鼻窦炎：临床特征是起病隐匿，进展缓慢。早期可能表现为血性涕或较严重头痛，后期出现周围器官和组织侵犯。可能合并糖尿病和白血病，或有长期全身应用糖皮质激素的经历。若能早期诊断，多数可获得治愈而极少复发。后期治疗较困难，易复发，且预后较差。

3）真菌球：单窦发病，以上颌窦发病率最高，其次为蝶窦、筛窦，额窦罕见。临床表现似慢性鼻窦炎，如单侧鼻塞、流脓涕，或有恶臭等。亦可不表现任何症状，仅在鼻窦影像学检查时发现。真菌球发展较大者，可有面部隆起和疼痛，少有脓血涕和周围结构如眼眶受累症状，一般无全身症状。多见于老年人，女性多于男性。病人通常免疫功能正常。

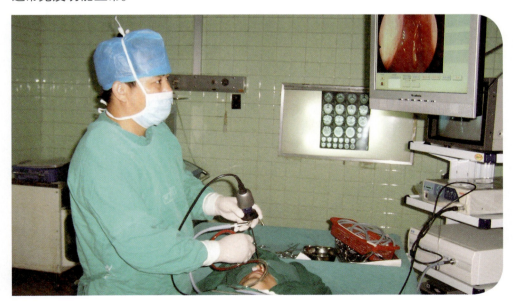

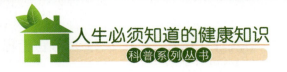
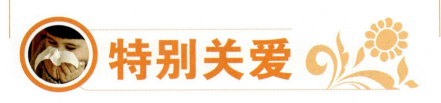
特别关爱

儿童鼻子不通气是怎么回事

儿童鼻子不通气分为先天性病变和后天性疾病。先天性病变包括先天性鼻畸形,常见的是后鼻孔闭锁(就是后鼻孔不通)。如果是两侧完全不通,则出生时有窒息死亡的危险。后天性的疾病多发生在儿童时期,最为常见的是腺样体肥大,就是鼻腔后部有个腺体称为腺样体,腺样体过度增大可堵塞后鼻孔,以致患儿睡眠打鼾,张口呼吸,同时可有听力的改变。小儿变应性鼻炎和鼻腔异物也可出现鼻塞症状。

小儿频繁鼻出血怎么办

小儿鼻出血是一种常见病，除了血液病如血小板减少症、血友病、白血病等外，大部分情况下没有明显原因。

大部分鼻出血与鼻中隔黎氏区有关。在两个鼻孔中间有一隔板叫鼻中隔。鼻中隔的前方，大约距鼻孔前缘1.5~2厘米的地方，有一块中指甲盖大小的区域，叫黎氏区，也叫易出血区。因为这一区域汇集了来自前方、前外方、下方、后上方及后方五个方向的血管，所以血管特别丰富。另外，此处无皮肤保护，血管比较表浅，因此很容易出血。

鼻——闻香篇

小孩子由于发烧、挖鼻孔、冬春季鼻腔干燥、剧烈运动后，会出现黎氏区血管破裂出血。还有部分孩子没有任何原因，也会出血，并且往往在睡觉后出血。

如出血不多，可用凉水拍额头，鼻腔用棉球压一会儿即可。如出血较多，家长先不要紧张，可在家中处理：先让孩子擤鼻，把鼻腔内的积血擤干净。然后，将棉花用凉水浸湿（注意水不要太多，沾湿即可），做成与鼻孔大小相当的棉条，塞入鼻孔。塞入深度大约2~3厘米。之后，在鼻子外面压3~5分钟即可止血。如果家中有滴鼻药，如麻黄素、滴鼻净、羟甲唑啉喷鼻剂等，将其滴入塞在鼻孔中的棉花条中，止血效果更好。

大部分情况下，经过这样简单的处理，都可止血。如仍出血不止，或者频繁出血，则需要到医院做进一步检查或治疗。

小儿打喷嚏、流鼻涕一定是感冒吗

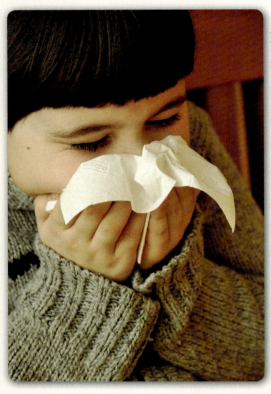

在季节交替时节，部分小儿会出现持续几天或几周打喷嚏，流清水样鼻涕等症状，家长往往会以为是感冒，从而给孩子服用感冒药。其实这是一个误区。这种情况下，大部分孩子都不是感冒，而仅仅是鼻炎。感冒和鼻炎都易发生在季节交替的时候，并且有相似的表现，因此容易混淆，但它们在治疗上明显不同，因此要加以区分。

感冒和鼻炎如何区分呢？首先鼻炎是慢性的，易反复发作，但每次时间不长，有时每天仅发作一个小时左右，其余时间没有任何不舒适；而感冒一般会持续一周左右，如果不用药，24小时都会感到不舒适。其次鼻炎有鼻痒、眼痒、流清水样鼻涕、流泪等症状，而感冒除上面的表现外，还会有咽部疼痛，咳嗽，发热，关节痛，全身无力，肌肉酸痛等。根据以上两点，二者很容易区分。

小儿鼻炎一般不需治疗，如果打喷嚏，流清水样鼻涕症状较重，可用鼻喷激素，如雷诺考特、内舒拿等，每天一次喷鼻即可，因为不需要长期使用，症状消失即可停药，所以不会有不良反应。但需要指出的是：部分孩子身体抵抗力差，患鼻炎后可诱发鼻窦炎、咽炎而出现发热，咽疼，流黄脓鼻涕，此时应到医院进行抗生素治疗。

感冒可根据病情轻重不同，选择在家服用感冒药或是到医院治疗。

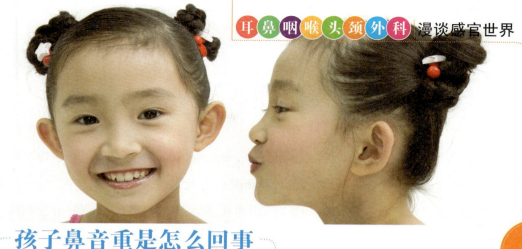

孩子鼻音重是怎么回事

　　人在发音时，气流流经声带，引起声带振动发出声音，然后再经过咽腔、口腔、鼻腔及鼻窦的共鸣作用，而使声音显得圆润、悦耳。声带是发音的主要器官，而咽腔、口腔、鼻腔及鼻窦则对声音起修饰作用。

　　小孩子由于各种原因导致鼻腔不通，比如异物阻塞、感冒、过敏性鼻炎、急慢性鼻窦炎、慢性鼻炎、腺样体肥大（腺样体是位于鼻子后面的淋巴组织团块，如由于长期慢性炎症刺激，或者反复感冒，会引起腺体增生，而将鼻腔后部阻塞，导致鼻腔通气不畅）。此时，声带发出的声音不能通畅地进入鼻腔，缺少了鼻腔、鼻窦的共鸣修饰作用，声音就会显得沉闷，听着总感觉有回音，这叫闭塞性鼻音。

　　口腔的前半部分叫硬腭，即我们常说的"天花板"。口腔的后部叫软腭，其中间突出，称"小舌头"。软腭、硬腭将口腔、咽腔与鼻腔分开，如小儿有先天性腭裂，则鼻腔与咽腔、口腔在发音时不能分开，有漏气的感觉，表现为口齿不清，语音难于分辨。这叫开放性鼻音。

　　闭塞性鼻音的患儿，可根据病因治疗，如感冒、急性鼻炎时可用抗感冒药，有黄鼻涕时加用消炎药。过敏性鼻炎可用抗过敏药，如鼻喷激素（雷诺考特或内舒拿，这两种药可任选一种使用，因为它们的全身不良反应只相当于常用激素如地塞米松的1/800，所以2岁以上的小儿可放心使用）。另外，也可间歇及短期（一般连续使用不超过5天）使用滴鼻剂如滴通鼻炎水、羟甲唑啉喷鼻剂等以缓解鼻腔阻塞。

　　开放性鼻音的患儿一般需要手术治疗。

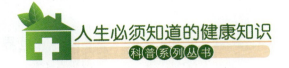
孩子往鼻子里塞了东西怎么办

一件真实的事

有一个小女孩，7岁，双侧鼻子不通气，并且流脓鼻涕有5年时间，以前每次到医院就诊，都未做仔细检查，均按鼻炎鼻窦炎治疗，但效果较差。后来一次就诊，一位医生用吸引器将鼻涕吸干净，用鼻镜撑开鼻孔，即发现双侧鼻腔中都有一小塑料球，取出后一周，鼻阻及流脓涕全部消失。

鼻腔异物有哪些

小孩子由于好奇，好玩，经常会将一些大人意想不到的物品塞入鼻孔，常见的有：①如豆类、玻璃球、珍珠粒、塑料片，铝箔片、纽扣、橡皮球、小果核、回形针、图钉、石子、木条等；②外伤时碎石、木块、弹片等进入鼻部；③在不洁净水中游泳或露宿时小动物进入鼻腔，如水蛭、小昆虫等；④鼻腔内痂皮、死骨、血凝块等潴留；⑤医源性鼻腔异物少见。

此类物品放进去容易，取出来就难了。部分孩子由于没有不舒适的感觉，事后就忘了，另一部分孩子虽有不舒适的感觉，但不敢告诉家长，仅有少部分孩子能告诉家长。

鼻腔异物的症状有哪些

此类物品在鼻腔中几天之后就会出现明显的炎症反应，出现鼻阻，流黄鼻涕。如果儿童单侧鼻阻塞、流臭味脓鼻涕，应首先考虑鼻腔异物。时间稍长点，异物所在侧鼻腔通气不好，脓鼻涕中可能带血丝，可伴有嗅觉下降、头痛。动物性异物鼻内多有虫爬感，日久可有鼻窦炎。

发生鼻腔异物该怎么办

家长发现小孩子鼻腔有异物后，最好不要自己取。因为没有合适的工具，反而会导致异物往更深的地方滑动，如果再深一点，就会从后鼻孔进入咽腔，此时如孩子紧张，哭闹，很容易将异物吸入气管，引起窒息。

因此，最好的办法是到医院就诊。对于稍大的孩子，如能配合，可在鼻镜下用小钩伸到异物后面轻轻钩出。如不能配合，则可口服水合氯醛，待小儿睡后，用上述方法取出。取出后用几天滴鼻药就行了。

鼻腔异物发生后，应该及时到医院耳鼻喉科就诊，因为异物存留嵌顿于鼻腔内，加上鼻腔内形状不规则，患者自己很难取出，只有医生用专业的器械才能取出，解除孩子的病痛。

为什么妊娠期妇女容易鼻塞

妇女怀孕后，体内雌激素水平升高。雌激素会导致鼻腔黏膜小血管扩张，间质水肿，腺体分泌旺盛，出现鼻塞症状。这就是妊娠期鼻炎，也叫血管运动性鼻炎。

不是每个妊娠期妇女都会有妊娠期鼻炎，而仅是其中一小部分，其主要症状就是鼻塞，部分人还有流鼻涕或少量打喷嚏等。这些症状一般比较轻，不需治疗。少部分鼻塞较重的妇女，可用滴鼻剂（滴鼻剂对胎儿有一定影响，因此尽量不用）。可用一些简单的物理方法：①理疗；②可在家中用一杯热开水，用鼻吸开水的热气，几分钟后即可部分缓解。

妊娠期鼻炎主要是由于雌激素水平升高所致，所以青春期的女孩月经期也会有短暂的鼻塞症状。只要女性雌激素水平恢复正常，如分娩后或月经期后，症状就会自然缓解。

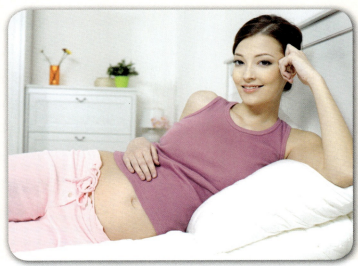

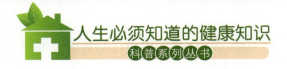
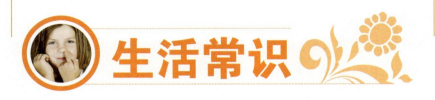
生活常识

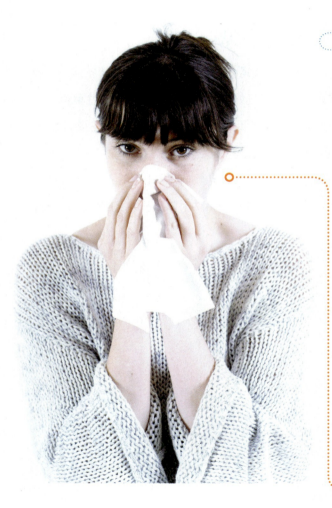

怎样擤鼻效果好

许多疾病都会产生鼻涕，如鼻窦炎、感冒等，尤其是严重的过敏性鼻炎在急性发作时，由鼻孔流出的清水鼻涕好像洪水泛滥一样，怎么擤也擤不干净。擤鼻涕时最好是两边鼻孔分开擤，而且动作要轻，不可过度用力，至少不可让耳朵产生嗡鸣声。如果出现不断分泌的黏黄鼻涕，表示鼻腔里面可能已经被细菌感染，鼻窦内也多少会有一些因为感染发炎而出现的液体。这时在擤鼻涕时，宜将头稍往前倾，不要直立或后仰，这种姿势较有利于排出鼻窦内的分泌物。

挖鼻子是坏习惯

鼻子是人和动物的重要感觉器官。鼻腔内具有丰富的毛细血管，分泌黏性液体，对寒冷的空气予以加温，对干燥的空气予以湿润；鼻毛纵横交错，对吸入空气中的灰尘杂质进行黏附过滤。所以，鼻子的功能是否正常，直接关系到呼吸系统的健康。然而，有相当数量的人有挖鼻孔的不良习惯，临床上常见的萎缩性鼻炎、鼻前庭炎往往与此有关。由于鼻黏膜萎缩，分泌物减少，鼻腔的防御功能下降或者丧失，导致一系列的呼吸系统疾病，如慢性咽炎、慢性气管炎、鼻窦炎，甚至肺内感染等。另外，鼻腔的血液供应异常丰富，挖鼻孔易使鼻黏膜受伤，有时候还容易出血，所以应该尽量不挖或少挖鼻孔。

成年人出现类似问题，还较易解决。如果孩子出现这种问题恐怕就令人挠头了。

首先，我们要冷静找原因。从生理与心理两方面来看，抠鼻子的原因可以总结为几点：①生理兴趣：儿童的好奇心很强，对自己的身体更加不例外，他们会用自己独特的方式去探索、体验身体器官的神奇。也许鼻孔对于他们来说，就像一个小山洞，一定要知道里面有什么！②缓解压力：儿童在不断探索自己周围的世界，往往会有一些感到困惑不解的事情。这个时候，为了缓解内心的压力，安抚自己焦躁的情绪，可能会寻求某种动作来排解，比如咬手指、抠鼻子等；③病理原因：因为季节变化、环境卫生等因素，儿童的鼻子会出现过敏症状，痒痒的、干干的，让他们忍不住去抠；还可能因为感冒，导致流鼻涕，鼻腔充血不通气，鼻涕凝固粘在鼻孔里，感觉不舒服，刺激他们用手去抠来摆脱不适。

其次，要找到恰当的办法。了解了儿童抠鼻子的原因，该如何对症下药，帮助

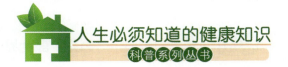
他们克服不良习惯呢？

1）摆正心态要冷静。儿童做事情的意识性还不强，抠鼻子往往是不知不觉的行为，您的大惊小怪反而会提醒他：原来这样做能得到妈妈的关注，反而不利于习惯的改正；更不能呵斥，甚至打骂，这样做会打击儿童尚未成熟的自尊心，阻碍身心的健康发育。能怎么做呢？装作没事地走过去，拉着他的手去做游戏。

2）快让小手忙起来。儿童天生就爱玩，抠鼻子是无聊时候做的事情：小手忙起来，谁还顾得上小鼻子！少点空闲，儿童一闲下来，难免会重操旧业，因此多安排一些亲子游戏，让儿童在玩积木、捏面团的游戏中，慢慢忘记自己的小动作。玩游戏的过程中，儿童有时也会不自觉地去抠鼻子，此时要及时地抓住小手，把它放在玩具上面，自然而然地化解"危机"。

3）还要教会儿童爱干净。鼻子里有脏东西，当然不舒服。要时常给儿童清洁。注意生活环境的改善，保证鼻腔的通畅，也是抑制坏习惯的途径之一。

随时擦鼻涕——在儿童的胸前挂一块小手帕，培养良好的卫生习惯。

保证空气湿润——天气干燥的时候，要保证生活环境的湿润，多吃水果多喝水，必要时可以借助加湿器来帮忙。

如果以上的方法您都实践过了，儿童的行为仍然没有好转，甚至有加剧的状况，要及时咨询医生，检查鼻腔是否有炎症，或者是否有精神方面的疾病。

"一把鼻涕一把泪"是如何形成的

每个人都哭过。一旦大哭时，除了眼泪不断地从眼睛里"冒"出来，还有一些鼻涕流出来，于是便一把鼻涕一把泪，但为什么会这样呢？因为在人的眼睛里有一个不起眼的家伙，它叫泪器。其实在我们不哭的时候，泪器仍然在分泌眼泪，只是量很少。泪器是产生眼泪的地方，目的是为了湿润眼球。我们每天要眨无数次眼睛，就是为了将泪水均匀地涂在眼球表面，让眼球始终都清洁明亮。

但为什么大哭的时候,鼻涕也会产生呢?原来泪器是由两部分组成的。一是产生泪水的泪腺,二是让眼泪流出去的泪道。泪道和鼻腔连通。一把鼻涕一把泪的秘密就是这个。平时只有极少极少的眼泪通过泪道流到鼻腔中,我们几乎感觉不到。但当你大哭时,泪器产生的泪量一下子大大增加。其中涌出眼眶的部分,就是我们平时见到的泪水,而另一部分便通过泪道进入鼻腔中,再从鼻子中流出,实际上,这时候从鼻孔流出的水是眼泪的一部分,而不是真鼻涕。

长期在空调房间工作容易得鼻炎吗

夏季,由于天气炎热,商场、办公室、居室大都是空调大开,人们也喜欢"孵"空调。但在享受冷气带来的惬意的同时,也可能会出现持续性鼻塞、流涕等鼻炎症状。夏季是鼻炎的高发季节,其中最主要的原因是由于人们经常吹空调引起的。为减少鼻炎的发生,建议大家尽量少吹空调,做好防治。

夏季天气炎热,人们大多生活在空调环境下,生活环境中温度和湿度剧烈变化,很容易引发急性鼻炎、慢性单纯性鼻炎。一旦患者没有引起重视,鼻炎发作后未获得彻底治疗,将会加剧鼻炎的恶化,极可能导致慢性肥厚性鼻炎的发生。

首先,空调吹出的风可能使空调过滤网上的灰尘和其他室内过敏原搅动起来,致使人吸入这些过敏原后而发病,引起过敏性鼻炎的发作。其次,有些过敏性鼻炎患者得不到及时治疗,鼻窦开口阻塞,不利于炎性物质引流,炎性物质携带细菌进入鼻窦内,极易存留繁殖,使各鼻窦之间相互感染受累而反复发病,引起鼻窦炎等其他并发症。再者,慢性鼻窦炎患者的鼻窦黏膜已发生了淋巴细胞和浆细胞浸润、上皮纤毛脱落等现象, 在空调的环境下又引发慢性鼻窦炎急性发作。另外,空调机内部的温度、湿度都相对适宜,容易滋生很多霉菌,在封闭的房间打开空调,霉菌就随风吹散出来,进入人体的鼻腔,使鼻黏膜对细菌的抵抗力下降,引发急性鼻窦炎。

鼻——闻香篇

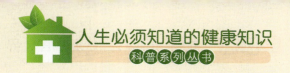

为什么受凉后鼻尖会变红

受凉后鼻子发红是因为局部毛细血管扩张，加速血液循环所致。冬天因为空气寒冷并且干燥，身体通过这种方法，来给吸入的空气加温加湿，减轻冷空气对呼吸道的伤害（所以欧洲人的鼻子又尖又长，鼻孔较小；非洲人鼻子较短，鼻孔也较大）。当空气太冷时鼻子会更红，甚至流鼻涕，鼻腔疼痛，那是因为扩张局部毛细血管的方法已不能满足需要(此时毛细血管已扩张到极限，压迫神经，所以会鼻子疼)，机体使鼻黏膜也行动起来，大量分泌黏液（鼻涕），就像给鼻黏膜盖了层被子，进一步地保护呼吸道。

滥用滴鼻药水害处多

这里的滴鼻药水主要是指减充血剂药物，常见的有：呋麻滴鼻剂、羟甲唑啉等。由于其具有迅速解除鼻塞的特性，因此成为不少慢性鼻塞患者的常备药物。但是这种会让鼻黏膜收缩的药物，大都有继发性再让鼻黏膜扩张的不良反应。即用药后鼻腔虽然暂时通畅，但经数小时后药效消失，鼻塞会重新出现，此时不少患者会再度使用喷剂来解决这种反复出现的鼻塞现象。长期使用鼻黏膜收缩剂，会导致鼻腔黏膜血管收缩扩张的自然功能失调，这时鼻黏膜就好像弹性疲乏的橡皮筋一样，鼻塞时黏膜越来越不容易收缩成原形，药物性鼻炎由此而生。

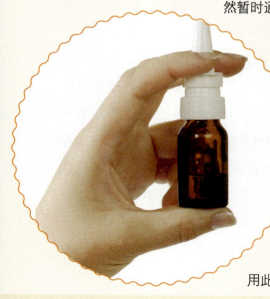

高血压及心血管疾病患者，如果频繁使用鼻黏膜收缩剂，可能造成血压上升，或者诱发心绞痛。另外，婴幼儿也尽可能不要使用此类药物。

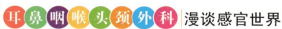
鼻子上的疖子可以挤吗？鼻毛能拔吗

小小的鼻疖足可以引起严重的颅脑并发症，这大概是很多人所未曾想到的。这是因为人的面部有一个危险三角。这个三角区域内的血液回流是和颅脑相通的。虽然面部危险三角区的感染有一定危险性，但是也不要谈虎色变。鼻子上生个小疖子就害怕得不得了。只要有足够的重视，按正确方法处理，是不会有危险的。那么，怎样预防鼻疖乃至面部危险三角的感染呢？首先要注意保护面部清洁，纠正挖鼻孔、拔鼻毛等不良习惯，减少皮肤感染的机会。其次，长了鼻疖，千万不要用手挤压，要及时应用抗生素或局部热敷，促使疖肿消散。

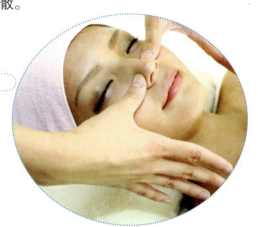

鼻子穴位按摩益处多

用双食指的外侧来回地搓鼻梁两侧的上下，共搓200下，搓揉到鼻梁有发热的感觉。用双食指尖揉动鼻孔两侧的"迎香"穴位，共揉动200下。"迎香"穴位于鼻翼根部正侧方的小凹陷处。

用左手的大拇指和食指上下揉动右手的"合谷"穴位200下，再用右手的大拇指和食指上下揉动左手的"合谷"穴位200下。"合谷"穴位于拇指与食指分叉的凹陷处。

激素类滴鼻液会不会有不良反应

自1973年类固醇鼻内喷剂上市以来，临床上一直使用到今天，成为治疗变应性鼻炎、非变应性鼻炎、鼻窦炎、鼻息肉的有力武器之一。ARIA指南也推荐，类固醇鼻内喷剂是中重度过敏性鼻炎患者的第一线疗法。目前关于类固醇鼻内喷剂治疗过敏性鼻炎的疗效及安全性问题，早已不是医学界讨论的话题，只要在医师指导下正确

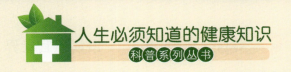

使用是没有问题的。

类固醇鼻内喷剂以合成长效型类固醇为主，由于是把药直接喷在鼻黏膜上，使得药物浓度几乎全部集中在鼻腔内，进入全身血液循环内的剂量微乎其微，所以几乎不会产生类固醇药物的不良反应。尤其是比较新型的制剂，安全性更高，就算连续使用数月至数年，也无明显不良反应发生，只有极少数的病例出现鼻内黏膜结痂、干燥，偶尔出现轻微鼻出血的情形，但是这些少数的不良反应，大都可以借由修正使用技巧而得到改善。

隆鼻有害吗

现在，很多人都在问做隆鼻整形好不好这个问题。想要自己的鼻子变得好看的人越来越多了，他们想了解更多关于隆鼻整形手术的知识。

首先，让我们先来了解一下鼻子的构成，鼻根部为骨性部分，是由两块鼻骨和上颌骨鼻突所构成；鼻梁部分位于鼻根部和鼻尖部中间，由左右两块鼻侧软骨构成；鼻尖部为鼻的末端部分，主要由两块鼻翼软骨构成。每个鼻翼软骨各有一个内侧脚

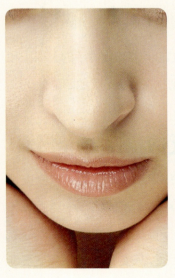

和外侧脚。两个内侧脚在鼻尖的下方连成鼻小柱及鼻尖部分支架，两个外侧脚在鼻尖左右分开，构成两个鼻翼。欧美人以高鼻梁为美，高鼻梁看起来挺拔健美。而中国人颜面较纤巧，额骨鼻突处一般低平，鼻梁以小巧细窄为美，额骨鼻突至鼻尖，男性近似直线，女性微具凹弧，鼻端微翘，曲线较柔和。

目前隆鼻的主要方法为假体植入和注射隆鼻，手术方法均较为成熟，效果较令人满意。但是任何手术都是有风险和意外的，隆鼻手术后由于假体的置入，一定要注意预防感染的发生及过于激烈的碰触鼻部。

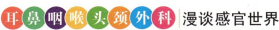
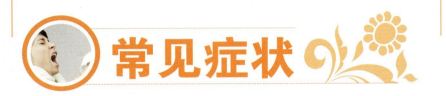

常见症状

鼻——闻香篇

鼻子不通气是怎么回事

鼻子不通气的原因很多。首先是鼻腔结构的变化，可引起鼻子不通气，包括鼻孔的狭小，鼻甲的肥大，鼻中隔的偏曲，鼻咽部腺样体的肥大、鼻腔分泌物或干痂的阻塞。此外，鼻腔有异物的遗留，鼻腔良恶性肿物的生长都可造成鼻腔的阻塞，引起鼻子的不通气。

成人鼻子不通气是怎么回事

鼻子不通气是鼻炎的常见表现，包括急性鼻炎和慢性鼻炎。萎缩性鼻炎和药物性鼻炎也可出现鼻子不通气。鼻子不通气也是鼻窦炎的常见表现，包括急性鼻窦炎和慢性鼻窦炎。也可见于鼻和鼻窦的变应性疾病，鼻中隔病变，鼻和鼻窦的肿瘤、鼻腔的异物和结石等。

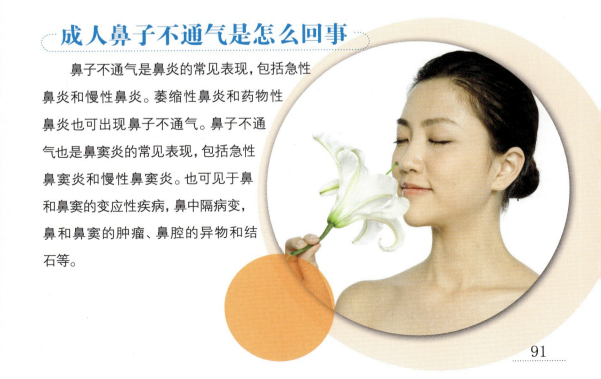

91

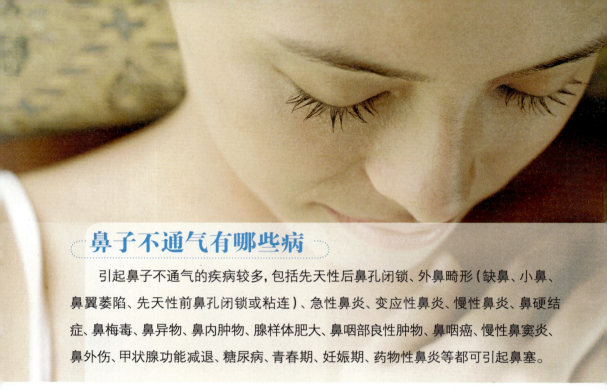

鼻子不通气有哪些病

引起鼻子不通气的疾病较多,包括先天性后鼻孔闭锁、外鼻畸形(缺鼻、小鼻、鼻翼萎陷、先天性前鼻孔闭锁或粘连)、急性鼻炎、变应性鼻炎、慢性鼻炎、鼻硬结症、鼻梅毒、鼻异物、鼻内肿物、腺样体肥大、鼻咽部良性肿物、鼻咽癌、慢性鼻窦炎、鼻外伤、甲状腺功能减退、糖尿病、青春期、妊娠期、药物性鼻炎等都可引起鼻塞。

流鼻涕是怎么回事

流鼻涕也称鼻漏,分为向前从鼻孔流出和向后流入鼻咽部,然后吐出或咽下。鼻涕可分为六种,包括:①水样分泌物,多见于急性鼻炎或变应性鼻炎;②黏液性分泌物,多见于慢性鼻炎和鼻窦炎;③黏脓分泌物多见于急性鼻炎、慢性鼻炎、鼻窦炎或变应性鼻炎继发感染;④脓性分泌物,多见于较重的鼻窦炎,鼻腔恶性肿瘤、鼻腔异物;⑤血性分泌物,可见于鼻及鼻窦炎症、肿瘤、外伤、异物、结石、肉芽、溃疡及特异性感染,也可见于鼻腔后部或鼻咽部的恶性肿瘤;⑥脑脊液鼻漏分为创伤性和非创伤性,创伤性可见于颅底、颅面的创伤。非创伤可见于先天性颅底骨壁缺损、颅内高压等患者。

为什么有时候是清鼻涕,有时候是脓鼻涕

有细菌感染的多半是脓性鼻涕,常见的疾病是鼻窦炎,鼻炎。清鼻涕多是过敏性疾病,如过敏性鼻炎。

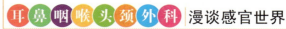

鼻内结痂是什么原因

鼻内结痂常是分泌物干燥后形成的，包括血性和脓性。可见于慢性鼻前庭炎、干燥性鼻炎、萎缩性鼻炎、鼻内特异性感染如麻风、鼻硬结症等。

为什么总打喷嚏

喷嚏大体分为7种，包括变应性喷嚏、自主神经性喷嚏、刺激性喷嚏（粉尘、异物、化学药物或蒸汽）、光性喷嚏（强光、阳光、照相闪光、紫外线）、顽固性喷嚏、抽搐样喷嚏及中枢神经性喷嚏（颞叶病变，癫痫）等。依据这种分类，我们可以初步理解为什么会打喷嚏，然后再进一步进行相应的检查以明确诊断。

鼻——闻香篇

频繁打喷嚏谨防过敏性鼻炎

频繁打喷嚏常见于有过敏因素存在，多与过敏性鼻炎有关，需要到医院检测过敏源，可用一些如内舒拿、雷诺考特、开瑞坦、顺尔宁、西替利嗪的抗过敏性药物，也可行等离子刀、超声聚焦刀的相关手术治疗。

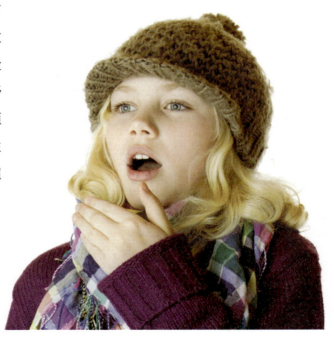

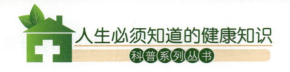

有鼻腔干燥感怎么办

鼻腔干燥感与工作环境等外界因素有关。在粉尘多而湿度低的环境中工作，长期处于气温过低、过高或气温急剧变化的情况下，易出现鼻腔干燥感；维生素缺乏、吸烟、饮酒、贫血及全身性疾病，抵抗力降低时也易发病。鼻腔长期应用滴鼻净、抗生素的药物也可引起干燥感。因此，要避免干燥环境，不良习惯，对症处理可用复方薄荷油滴鼻剂滴鼻。

擤鼻涕带血丝怎么办

擤鼻涕带血丝是要引起注意的。首先擤鼻涕是个不好的习惯，可引起鼻腔黏膜血管破裂导致出血，要避免擤鼻涕这种行为。其次，到医院进行纤维喉镜检查是非常必要的，特别是40岁以上的人群，因为一些恶性肿瘤的早期唯一表现就是擤鼻涕带血，早发现、早诊断、早治疗是恶性肿瘤治疗的原则。

鼻子流血怎么办

1）在止血之前应先将血块擤出，以免因伤口不闭合而无法止血。

2）把适量的云南白药、麻黄碱等药物放在纱布上，再填塞在出血的鼻腔内，止血效果较好。白醋也行。不要用棉球或草纸等堵塞鼻腔，因为使用这些多纤维质的东西，遗留下的纤维质会引起再度出血，所以最好用卷扎好的纱布塞入。

3）捏紧鼻子的鼻翼上方、鼻骨之下，安静地伸长下巴用口进行呼吸，过5～10分钟就能止住。

4）坐直，以免血液流到喉咙。

5）用冷毛巾在额头冷敷，可促使血管收缩，减少流血。

6）血液凝结后，将形成血块结痂，此时最好不挖鼻孔，以免剥落结痂造成鼻出

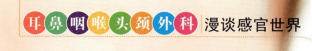
鼻——闻香篇

血复发。

7）涂抹抗生素或类固醇软膏，可止痒也可防止黏液干硬。

8）左（右）鼻孔流血，举起右（左）手臂，数分钟后即可止血。

9）将流血一侧的鼻翼推向鼻梁，并保持5~10分钟，使其中的血液凝固，即可止血。如两侧均出血，则捏住两侧鼻翼。鼻血止住后，鼻孔中多有凝血块，不要急于弄出，同时尽量避免用力打喷嚏和用力揉，防止再出血。

10）患者左（右）鼻孔流血时，另一人用中指勾住患者的右（左）手中指根并用力弯曲，一般几十秒钟即可止血。或用布条扎住患者中指根，左（右）鼻孔流血扎右（左）手中指，鼻血止住后，解开布条。

11）取大蒜适量，去皮捣成蒜泥，敷在脚心上，用纱布包扎好，可较快止血。

12）让患者坐在椅子上，将双脚浸泡在热水中，可止鼻血。

13）如经常流鼻血，需去医院进一步诊治。

如果上述方法未能止血或经常发生流鼻血现象时，有可能是由于高血压的原因，或患有血液不凝固的疾患，或鼻腔里患有其他疾病所引起，所以一定要及时接受专科医生的诊治。

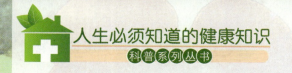

鼻涕倒流（后鼻溢液）有哪些疾病

主要有慢性蝶窦炎和后筛窦炎、血管运动性鼻炎、咽囊炎，慢性鼻咽炎，鼻咽癌、不动纤毛综合征、Young综合征、囊性纤维病等。

鼻子里有异味怎么办

这是嗅觉出了问题，可包括嗅觉过敏，指一般人嗅不到的气味，患者却能嗅到；还有轻微的气味，感到过于强烈或难以忍受。可见于嗅神经炎的早期、颅内高压、癔症。嗅觉倒错指把香气认为是臭气，可出现在嗅觉丧失后的恢复期，癌症、精神病、头颅外伤、妊娠期妇女。幻嗅指在没有异味的环境中嗅到气味，多见于精神性疾病。

有些气味闻不到，可能有哪些病

有些气味闻不到，说明嗅觉出现了问题，包括嗅觉减退和嗅觉缺失，可因鼻腔疾病或颅内疾病引起。鼻腔疾病包括鼻腔阻塞性疾病（慢性鼻炎、鼻息肉、鼻腔肿瘤、鼻中隔偏曲、鼻窦炎、前鼻孔狭窄闭锁）、萎缩性鼻炎、鼻黏膜受化学气体伤害、流行性感冒等。颅内疾病包括颅底骨折、颅底结构异常、颅内（额叶）脓肿、肿瘤及脑膜炎、先天性嗅觉异常。

为什么别人闻不到的气味我却能闻到

这种现象称为嗅觉过敏，多是嗅神经炎或鼻腔炎症引起失嗅后出现的现象，也可见于颅内高压和癔症的患者。

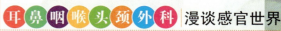

有人在没有气味的环境中嗅到气味，这是怎么回事

这种情况多发生在神经性或精神性疾病的患者。

嗅到臭气是怎么回事

要详细观察这种臭味是否他人也能感觉到。如果他人能感觉到，称为客观性恶嗅；如果他人感觉不到，称为主观性恶嗅。主观性恶嗅常见于鼻窦炎、鼻咽部疾病，扁桃体窝内豆渣样物及消化道疾病的患者。客观性恶嗅常见于干酪性鼻炎、萎缩性鼻炎、儿童鼻腔异物、鼻梅毒的患者。

头痛还要看鼻科吗

头痛一定还要看鼻科，因鼻腔或鼻窦病变可引起头痛，称为鼻源性头痛，这是比较多见的。鼻外疖肿、蜂窝组织炎、丹毒及鼻前庭疖肿可引起局部剧烈疼痛并有头痛、发热等症状。鼻腔疾病包括鼻中隔血肿（手术或外伤）、鼻中隔脓肿、鼻中隔畸形、急性鼻炎、萎缩性鼻炎等。鼻窦性疾病包括上颌窦炎、额窦炎、筛窦炎和蝶窦炎。

鼻痒可能有哪些病

引起鼻痒的病有花粉症、变应性常年性鼻炎、非变应性鼻炎伴嗜酸粒细胞增多综合征、自主神经性常年性鼻炎、血管运动性鼻炎、急性鼻炎、干燥性鼻炎、黏膜型类天疱疮、外鼻或前庭皮肤病（湿疹、接触性皮炎、鼻前庭炎、脂溢性皮炎、节肢动物叮蜇、慢性皮肤型红斑狼疮、天疱疮）。

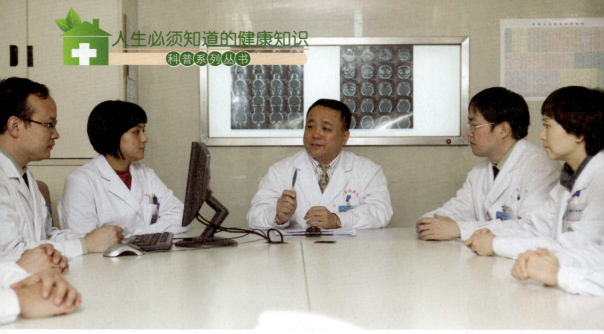

鼻子痛是怎么回事

鼻痛的原因很多,包括鼻腔和鼻窦的炎症、鼻和鼻窦的外伤、肿瘤、解剖畸形、肿瘤异物及物理性和化学性刺激(冷空气和气压的改变)。

鼻子痛有哪些病

鼻子痛的疾病较多,包括鼻前庭炎、鼻疖、面部蜂窝织炎、鼻部丹毒、鼻中隔血肿和脓肿、鼻中隔糜烂、急慢性鼻炎、萎缩性鼻炎、急性鼻窦炎、鼻中隔偏曲、鼻和鼻窦肿瘤、鼻腔异物、筛前神经综合征、翼管神经痛综合征等。

视力障碍与鼻科有关吗

视力障碍也与鼻科相关,如婴幼儿急性上颌骨骨髓炎可出现眼睑肿胀、结膜水肿、眼球移位、眼肌麻痹等。鼻窦囊肿可引起眼球突出、移位、复视、流泪、眉弓麻木、头痛等症状。脑膜瘤和垂体腺瘤也引起相应改变;额窦癌、筛窦癌、蝶窦癌、海绵窦血栓性静脉炎、急性鼻炎、急性鼻窦炎、上颌窦出血性息肉、恶性肉芽肿、骨纤维异常增殖症、鼻曲菌病,鼻咽纤维血管瘤、鼻咽癌等也可引起视力障碍。

说话时声音很沉闷，总让人感到我鼻子不通气，这是怎么回事

只要是阻塞鼻呼吸道的疾病（感冒、肥厚性鼻炎、鼻腔息肉和鼻腔、鼻窦的良恶性肿瘤）或解剖异常（后鼻孔或前鼻孔闭锁等），都可引起这种现象，称为闭塞性鼻音。

小孩说话口齿不清，很难听，也难懂，有点像鸭子叫，这是病吗

这多见于腭裂、软腭瘢痕挛缩、软腭缩短或缺损、软腭瘫痪、腭穿孔的患者，医学上称为开放性鼻音。

鼻子里会长哪些良性肿瘤

鼻及鼻窦良性肿瘤种类很多，主要有鼻及鼻窦囊肿、上皮组织良性肿瘤（乳头状瘤、腺瘤）、脉管组织良性肿瘤（血管瘤、淋巴管瘤、血管内皮瘤、血管外皮瘤、纤维血管瘤）、纤维组织、原始间叶组织良性肿瘤（纤维瘤、骨化纤维瘤、黏液瘤）、肌组织良性肿瘤（平滑肌瘤）、骨骼组织良性肿瘤（软骨瘤、骨瘤、巨细胞瘤、骨纤维异常增殖症）、神经组织良性肿瘤（神经鞘膜瘤、鼻神经胶质瘤、化学感受器瘤、嗅神经上皮瘤、脑膜瘤、脊索瘤）、牙源性良性肿瘤（牙骨质瘤、成釉细胞瘤）和其他良性肿瘤（混合瘤、髓外浆细胞瘤、淀粉样瘤、黄色瘤、脂肪瘤、畸胎瘤）。

鼻——闻香篇

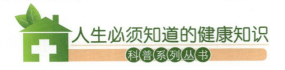

鼻子里会长哪些恶性肿瘤

鳞状细胞癌、坏死性肉芽肿、淋巴肉瘤、恶性组织细胞瘤、乳头状瘤癌变、息肉恶变、横纹肌肉瘤、纤维肉瘤、血管肉瘤、癌肉瘤、乳头状癌、恶性淋巴瘤、恶性黑色素瘤、腺样囊性癌、嗅神经母细胞瘤、软骨肉瘤、恶性纤维细胞瘤、纤维肉瘤、转移癌。

头颅CT显示上颌窦有囊肿，要不要手术

一般说囊肿不大（小于1/2窦腔），没有引起面部改变，生长的部位没有阻塞上颌窦口的引流，患者无不适症状，与牙齿无关，囊肿生长很慢，可暂时观察，不需要手术。

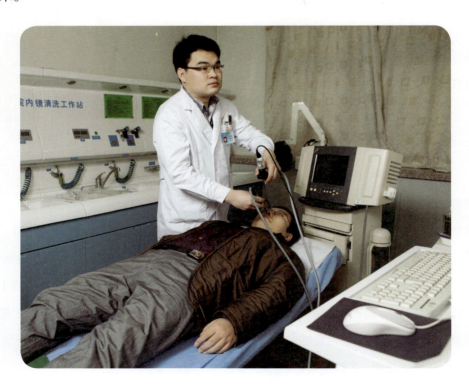

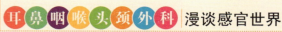

鼻子里总是有腥味，
有时有黑色块物经口吐出，这是什么病啊

　　这是我们遇到的一位患者，经内镜检查鼻腔中鼻道有较多黑色块状物，病理检查为霉菌样物，行鼻内镜手术治疗，术后症状消失，恢复好。

左鼻腔底部长了个包，
也不疼，从嘴下也能摸得到，怎么办

　　这最常见于鼻前庭囊肿，经鼻窦CT检查可进一步证实为一囊性包块，手术经唇齿龈切口将囊肿完整切除，术后恢复好。

头颅CT显示额窦长了个骨瘤，
要不要手术

　　依据骨瘤大小、位置、患者的症状而定，如果骨瘤很小（1~2毫米），没有阻塞额窦口，患者没有其他不适，因骨瘤生长缓慢也可继续观察，暂时不手术治疗。

鼻根部左侧胀痛，偶有胶冻样物吐出，
这是怎么回事

　　这种情况需要进一步行鼻窦CT检查，可发现上颌窦及筛窦炎症，多见于霉菌性鼻窦炎，需要鼻内镜下行鼻窦开放术，手术效果较好。

鼻——闻香篇

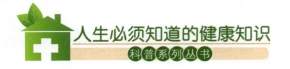

鼻旁有个小孔，总是流水，还有臭味，有四年多了，手术切除又复发了，怎么办

对这位患者进行鼻窦CT检查，结果发现小孔有一瘘管与第二侧切牙有关，诊断为"鼻旁瘘管"。在手术中将小孔和瘘管及坏牙一并切除。术后经口腔科进一步治疗，患者恢复好，无复发。

小孩有三个鼻孔，怎么办

这是一种先天畸形，经鼻整形手术治疗，患儿恢复满意。

鼻子流清水，当低头、咳嗽或打喷嚏时鼻流水更多，是什么原因

脑脊液鼻漏分为非创伤性和创伤性。非创伤性分两类：一类是颅内高压，常为颅内肿瘤，主要是垂体瘤或感染引起；另一类颅内压正常，多为筛板或蝶鞍区有先天性异常和萎缩病灶，多在婴儿或儿童时期出现。创伤性脑脊液鼻漏常发生在头部外伤，主要是颅底、颅面部外伤后出现。

鼻根部红肿，也不痛，有时流少量液体结痂，有问题吗

在病变部位取病理送检，病理结果汇报非何杰金氏淋巴瘤，给予放化疗治疗，患者已存活3年，仍继续观察。

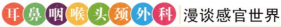

头面外伤后，鼻子总流清水是什么原因

行鼻窦CT检查发现颅底骨质不完整，经鼻流出物行糖定量检查证实为脑脊液，经全麻鼻内镜下脑脊液鼻漏修补术，患者症状消失，恢复良好。

患者男性，27岁，近来感冒，之后感觉左鼻翼有发木感，左鼻腔通气不畅，怎么办

给予患者鼻内镜检查，发现左鼻腔狭窄，左鼻下甲肿大，行鼻窦CT检查发现左鼻翼底部软组织增厚。鼻下甲前部组织增厚。经病理组织活检，诊断为：淋巴瘤，进一步放疗和化疗治疗。

鼻翼旁可见一小硬结节，如豌豆大，不红不痛，逐渐形成溃疡，偶有出血，怎么办

对于中老年患者应早行病理检查以明确诊断，但如怀疑黑色素癌时则不应活检。这一患者病理诊断为基底细胞癌，经广泛手术切除患者恢复好。

过敏性鼻炎有遗传倾向吗

过敏性鼻炎有一定的遗传倾向，父母有各种过敏性疾病表现的，子女过敏发病率会增高，一般发生过敏性鼻炎的风险较普通人群高出2~6倍，发生哮喘的风险高出3~4倍。但也不必太担心，预防是有章可循的。首先要实施母乳喂养，最好将哺乳时间坚持到婴儿对食物过敏的自发消失期，即在10~12个月。其次要科学添加辅食，遵循由谷类逐渐向蔬菜、水果，再至鱼、肉的顺序及由少到多的原则。还有要注意孩子居室环境的通风与保护。

鼻——闻香篇

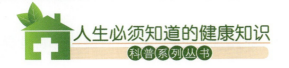
搬了新家为何却住不得

新家的主要"敏"原是甲醛，主要症状是皮肤瘙痒、咳嗽、鼻塞、头晕。要注意装修中油漆、墙漆黏合剂的选择，尽量选择绿色材料。装修后要做好室内空气净化与通风工作，推迟搬入时间。可以选择不锈钢家具，取代全木制的家具和橱柜，或是将木制品放在通风处几个月后再使用。木质家具夹层中的甲醛挥发较慢，可以将其四周封闭好，减少挥发机会。另外，随着居住时间的增加，一个新的"敏"原可能就会诞生了，主要是"霉菌"。要定期清理冰箱、下水道和垃圾箱；对于盆栽植物不能浇太多的水，因为湿土会给霉菌提供一个绝佳的生长环境。

宠物爱好者的苦恼

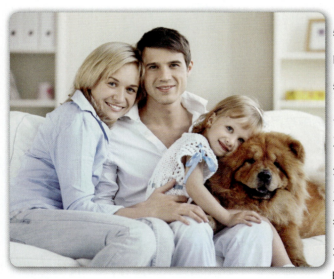

现代人有越来越多的宠物爱好者，其中也不乏有哮喘或过敏症患者。他们怕宠物会影响自己的身体健康，只好忍痛割爱。其实还是有对策的。对猫或犬过敏主要是对它们的毛发皮屑过敏、对唾液中所含的蛋白质过敏。之一，对犬猫毛发皮屑过敏，应尽量不让宠物进入卧室，经常用吸尘器清扫房间，保持清洁；经常在室外梳理宠物的毛发，减少脱落在室内的数量；定期给宠物洗澡。之二，对宠物唾液中所含的蛋白质过敏，这种情况主要是因为猫惯于用舌头舔舐皮毛，建议此类病人不养猫、犬宠物。

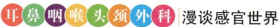

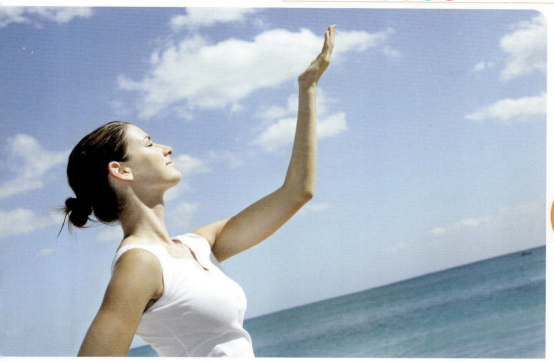

日常生活中变应性鼻炎患者应该注意些什么

远离过敏源；注意气候变化，防寒保暖；忌吸烟；加强锻炼，增强抵抗力；规律作息，避免过度劳累；家中常备鼻喷激素及口服抗组胺类药物。

常见的过敏原有哪些

家中最主要的过敏原是尘螨、霉菌、宠物和昆虫等。在与人体密切接触的床上用品、内衣上，尘螨及其排泄物较多；室内霉菌易在潮湿、温暖、通气不良的环境中生长；多种昆虫，包括蟋蟀、苍蝇、飞蛾，特别是蟑螂的排泄物都是一定的过敏原。户外过敏原在春、夏、秋、冬都可能存在，主要是花粉和尘螨等。包括：香樟、艾蒿、核桃树、榛子树、杜松子树、杨树、桦树和橡树等。另外，近年来随着车辆的增加，柴油废气中的芳香烃颗粒，还有家庭装修造成的甲醛等，它们虽然不是过敏原，却是季节性过敏性鼻炎发作的强刺激物。

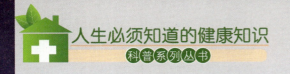

我还能养花吗

变应性鼻炎患者并不是一定不可以养花的。从植物学角度看，花分为虫媒花和风媒花两种。桃花、杏花等颜色妩媚，可以吸引蜜蜂等昆虫觅食，在昆虫飞来飞去的过程中，就起到了传播花粉的作用，这就是虫媒花。风媒花是借助风的动力传播的。这类花的花粉数目多、体积小、质量轻，极易随风飘散。专家指出，室内养花，应选择一些能吸收有毒气体、能净化空气或杀菌的花。有些花自身就具有防病治疗作用，例如，菊花、腊梅等有吸收硫、氟化氢等的能力，百里香、丁香等分泌出的挥发油有灭病菌的作用，茉莉、米兰、桂花、紫薇、月季、玫瑰等能散发出具有杀菌作用的挥发油，美人蕉、金银花等对氟有强烈的吸收作用等。

病人室内不养盆栽花——由于花盆中的泥土会产生真菌孢子，当它们扩散到空气中后，容易侵入人的皮肤、呼吸道、外耳道、脑膜及大脑等部位，会引起感染，这对原本就患有疾病的患者来说危害很大。

卧室夜晚不宜放花——由于大多数的花都是白天通过光合作用吸收二氧化碳、释放氧气的，但到了晚上，则刚好相反。因此，在卧室内最好不要放花。白天放的花，到了夜间就移出室外，至少不要放在卧室里，避免影响人的健康。

花香过浓会伤身——专家指出，花香能治病能保健，同样也能致病能伤身，空气中花香过于浓郁，氧含量相对减少，反而会刺激人们过度换气，使血液中氧含量降低，会出现头痛、头晕、恶心等症状，部分过敏体质的人，受到有些花粉的刺激，会出现过敏性哮喘或过敏性鼻炎。例如，兰花能帮助缓解热咳，也可能会起催生作用，兰花香闻得过多，会使人过于兴奋而产生眩晕感；百合花香使人兴奋，但时间过长，会使人感到头晕，还可能让人失眠。

哪些绿色植物适合家养

蔷薇、石竹、铃兰、紫罗兰、玫瑰、桂花等植物散发的香味对结核杆菌、肺炎球菌、葡萄球菌的生长繁殖具有明显的抑制作用。

仙人掌等原产于热带干旱地区的多肉植物，其肉质茎上的气孔白天关闭，夜间打开，在吸收二氧化碳的同时，制造氧气，使室内空气中的负离子浓度增加。

虎皮兰、虎尾兰、龙舌兰以及褐毛掌、伽蓝菜、景天、落地生根、栽培凤梨等植物也能在夜间净化空气。

在家居周围栽种爬山虎、葡萄、牵牛花、紫藤、蔷薇等攀缘植物，让它们顺墙或顺架攀附，形成一个绿色的凉棚，能够有效地减少阳光辐射，大大降低室内温度。

丁香、茉莉、玫瑰、紫罗兰、薄荷等植物可使人放松、精神愉快，有利于睡眠，还能提高工作效率。

常见花的香气作用

蔷薇香 松弛神经、解除身心疲劳，帮助治疗神经系统疾病。

郁金香 可解除眼睛疲劳及消除烦躁。

兰花香 缓解肺热和痰咳，对神经衰弱的人有好处，但不可过浓，否则也会产生眩晕感。

白兰花香 能起杀菌、净化空气的作用。

菊花香 能清热祛风、清肝明目，可用来作为头痛病的辅助治疗手段。

丁香 有明显的净化空气的能力，其杀菌能力很强，室内摆放丁香能在一定程度上预防传染病，但其香味浓郁，不可多闻，否则会感觉头晕。

水仙香 能让人感到宁静、温馨。

鼻——闻香篇

107

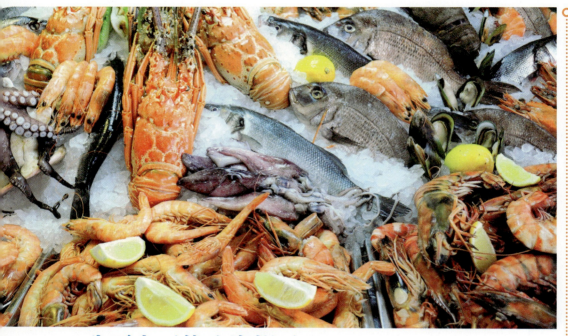

我再也不能吃海鲜了吗

　　"海鲜"是指来自海洋的鱼、虾、蟹、贝壳类等动物性美味佳肴。它含有相当多的蛋白质。但是，这种蛋白质与人体内的蛋白质不同，称为异性蛋白质，与猪肉、牛肉、河蟹、河虾相似。有时，过敏性鼻炎患者患病跟吃海鲜有关。一般来说，海鲜类食品引起身体过敏的机会并不比其他动物性蛋白质多，况且过敏原也并非只有食物，像花粉、尘埃、油漆、香料、螨、药物等也会引起过敏。如果认为某次过敏性鼻炎发作是因为吃了海鲜引起的，那么最好等这次过敏反应结束后1~2周，再吃少量的海鲜，并密切观察海鲜中具体是什么食物引起过敏。如果确实再次出现过敏反应，那么下次就不能再吃了。总之，因为过敏反应而忌嘴，要有真凭实据，不要盲目。如果毫无根据地把含有优质蛋白质的海鲜食物全部忌掉，那就太可惜了。一方面失去了品尝海鲜的机会，另一方面也可能因此而缺少了这类食物中所含有的某些营养素。

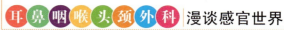

变应性鼻炎患者如何安全度过妊娠期

首先要了解孕期最常见的过敏原，尽可能地避免接触。

吸入性过敏原 如室内外尘埃、尘螨、真菌、动物皮毛、羽毛、棉花絮等，多引起常年性发作；植物花粉引起者多为季节性发作。

食物性过敏原 如鱼虾、鸡蛋、牛奶、面粉、花生、大豆等。特别是某些药品，如磺胺类药物、奎宁、抗生素等均可致病。

接触物 如化妆品、汽油、油漆、酒精等，其他可能是某些细菌及其毒素，物理因素（如冷热变化，温度不调），内分泌失调或体液酸碱平衡失调等病因均可致病。也可由于多种因素同时或先后存在。

如果还是无法避免，并且出现了鼻塞、流涕、鼻痒等的症状，可以在妊娠前12周后使用丙酸倍氯米松、糠酸莫米松等鼻喷激素控制，再辅以鼻腔冲洗海水。

对于孕妇过敏性鼻炎还可让孕妇多补充维生素C等来增强免疫力。孕期多吃些富含维生素C、维生素E的食物，如青菜、西红柿、橙子、红枣、豆类、瘦肉、乳类、蛋类等，可增强血管弹性、改善鼻腔黏膜的血流；最重要的一点就是要保持愉悦的心情，这样宝宝也会更健康。

鼻——闻香篇

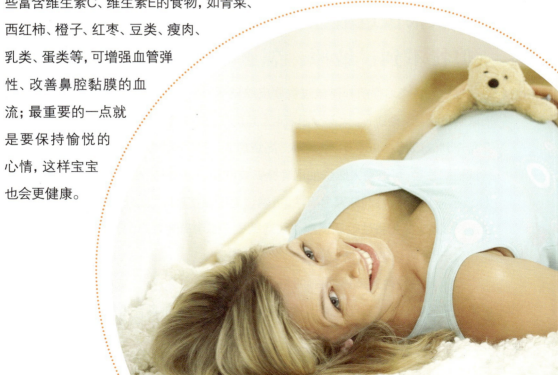

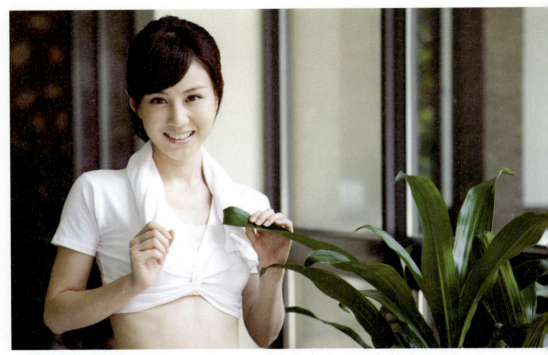

症状很像过敏性鼻炎，但找不到过敏原，怎么办

过敏性鼻炎治疗前都需做过敏原皮肤试验。若为阳性者，医生才能有的放矢地采取防治措施。据统计，大部分患者（尤其是儿童）都能查到过敏原。但有些人往往不易查到过敏原：如65岁以上老人、高烧患者、近期内用过抗组胺药者。过敏原皮肤试验阴性者，可以到大医院抽取静脉血或收集鼻分泌物，检测过敏原特异性抗体（IgE抗体），如果检测结果为阳性，可确诊为过敏性鼻炎。此外，也可做过敏原鼻黏膜激发试验：医生将过敏原浸湿小块滤纸置于患者鼻腔内，10分钟后出现鼻部四大症状为阳性，可确诊为过敏性鼻炎。

如果无条件检查上述项目，可以先试用类固醇喷鼻几天，或类固醇喷鼻与口服抗组胺药同时使用。若症状能迅速控制，可考虑按过敏性鼻炎治疗。

每逢鼻炎发作时，我就服苯海拉明或马来酸氯苯那敏（扑尔敏），症状是好多了，但就是服后想睡觉。请问，有啥好办法

如果症状比较轻，可以服用如苯海拉明、马来酸氯苯那敏（扑尔敏）等抗组胺药。这些是第一代抗组胺药，起效快，服药后0.5~1小时能迅速控制症状，有嗜睡、困倦等不良反应。

现在已经有了第二代抗组胺药，如开瑞坦、西替利嗪（仙特敏）等。它们不仅疗效好，而且基本无嗜睡、困倦等不良反应。如果你有条件，可以选用第二代抗组胺药，但必须在医生指导下服用，服药时间一定要延续到发作季节过后。阿斯咪唑（息斯敏）有不良反应，需慎用。

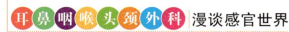

鼻——闻香篇

我的过敏性鼻炎一年四季都要发作，听医生说，长期使用类固醇药物喷鼻可以减轻症状，但我有点担心，长期使用激素会不会有不良反应

常年性过敏性鼻炎，应该采用长期交替的用药原则。如一年中6~9个月可以用类固醇药物喷鼻，再用3个月口服抗组胺药。的确，有些患者担心长期应用类固醇药物会产生不良反应，往往症状一改善就马上停药。实际上，这种做法不可取。虽然临床上无症状或症状很轻微，但鼻部仍有慢性炎症存在，一旦停药必然会导致症状复发。再说，这种药物仅作用于鼻部，全身吸收很少，被吸收的这一小部分也能迅速在肝脏内灭活，不良反应很小。如果症状复发，还可以重复使用类固醇药物喷鼻，一般不会出现耐药性，可在医生的指导下长期使用。

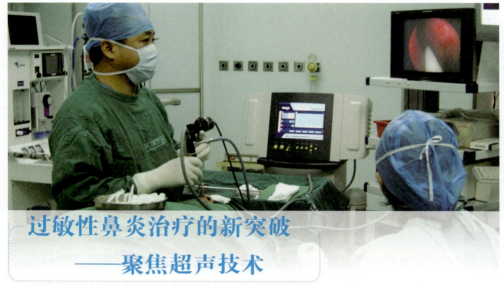

过敏性鼻炎治疗的新突破
——聚焦超声技术

　　过敏性鼻炎又称变应性鼻炎，是发生在鼻腔黏膜的变态反应性疾病，是一种最常见的慢性呼吸道疾病。它的全球平均发病率高达10％～25％。近年来，过敏性鼻炎的发病率有上升趋势，主要与环境污染、生态破坏、过敏原增多密切相关。屋内粉尘是最常见的过敏原；植物花粉常引起季节性过敏鼻炎，如春秋季空气中花粉飘散量最多，是过敏性鼻炎的高发季节；动物皮屑；羽毛；真菌等。过敏性鼻炎常见的典型症状为阵发性急性发作，常常先是鼻痒，接着连续打喷嚏，少则几个，多则十几个，甚至几十个。流大量清水样鼻涕，鼻子不通气，闻气味能力差，吃饭不香，还可能出现眼睛发红发痒及流泪、头痛头晕、咽痒咽干、耳鸣耳闷等，甚至失眠，并发中耳炎、鼻窦炎、鼻出血、哮喘等疾病。部分病人由于病程长，鼻腔有息肉形成，此时需要到医院进行详细的检查及治疗。同时，应将过敏性鼻炎与普通感冒分清楚。

　　要知道自己对何种物质过敏需到医院做过敏原检测。可采用皮肤点刺法检查，其优点是：经济、安全、敏感性强、基本无痛、变应原选择范围广、当时可得到准确结论。点刺液含有来自花粉、螨虫、动物上皮、霉菌和食物等的天然过敏原，其主要特点是变应原原料采集范围广，极具代表性；按主要致敏蛋白进行定量，特异性强，确保结果准确；操作简单，耗时短；对皮肤损伤小，使病人的疼痛减至最低；试液容易拭去，过敏反应发生率低，更安全。

目前过敏性鼻炎还很难根治，治疗方法众多，效果也因人而异。常用的方法有避免过敏原、药物治疗、脱敏治疗、手术治疗等。一般来说能避免过敏原是最好的，但往往很难做到，可以进行脱敏注射治疗。过敏原脱敏疗法是针对过敏原的特异性免疫治疗，是逐步增加通过皮下注入过敏患者的变应原疫苗的量，最终达到缓解与过敏原有关症状的有效方法，它还可用于确诊有临床相关抗原的特异性IgE抗体的病人。治疗时间需2~3年，是一种理想的治疗方法，效果也较好。

过敏性鼻炎发作时需要用一些抗过敏的药物，一般都能缓解症状，有口服制剂及鼻用喷剂，如开瑞坦、伯克纳、雷诺考特、内舒拿。但发作次数多了，时间久了可能产生耐药性，药物治疗效果不好，此时可选择手术治疗，如激光、射频、微波、等离子刀微创手术等，还可选择鼻内神经选择性切断术，断绝过敏性鼻炎的发生环节，效果良好，复发率低。

聚焦超声技术是治疗过敏性鼻炎的革命性突破，它将体外产生的超声波聚焦在人体内特定靶区，焦点处具有很高能量，通过超声的生物效应，使靶区组织瞬间发生结构和功能的改变，从而达到治疗疾病、改善患者症状的目的；而焦点以外的组织不会发生损伤，实现无创治疗的理念。北京地区首台聚焦超声鼻炎治疗仪落户武警总医院耳鼻咽喉头颈外科，取得了良好的治疗效果。聚焦超声治疗过敏性鼻炎利用超声靶向性聚焦，作用于鼻黏膜下组织，减轻黏膜下神经、血管和腺体的反应性，从而明显改善过敏性鼻炎的鼻塞、鼻痒、喷嚏、流清水样涕等症状。聚焦超声治疗过敏性鼻炎的优势是：靶向治疗，无创、高效、并发症低，治疗痛苦小，有效率高达85%以上。可在门诊治疗，局麻下即可完成手术，操作时间短。因此，聚焦超声无创技术应用于过敏性鼻炎的治疗是一种新的治疗方法，同时因其有效率高、并发症低等优势造福于广大过敏性鼻炎患者！

（本章编者：王小路、贾德静、高云、李健）

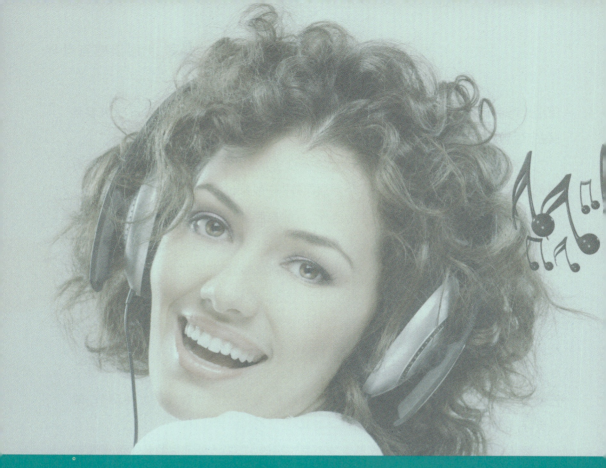

YAN HOU
——MIAOYIN PIAN

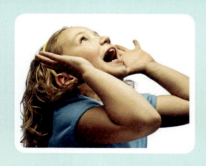 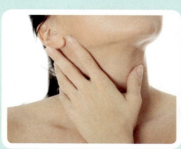 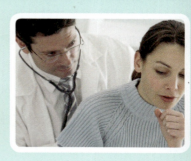

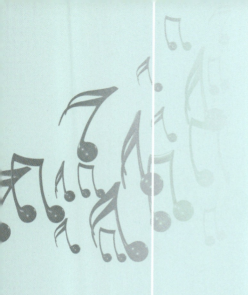

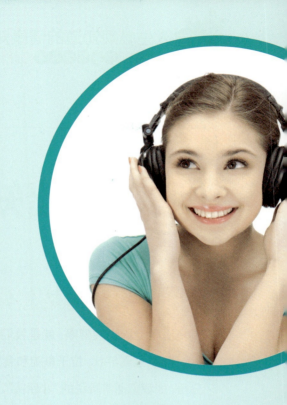

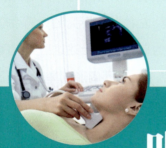

咽喉——妙音篇

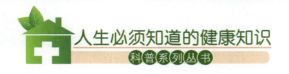

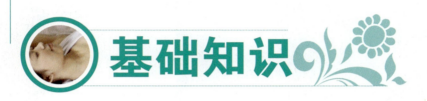

咽喉的结构是怎样的

医学上所说的咽喉，就是我们通常所说的嗓子。它的结构是怎样的呢？

咽喉呈漏斗状，位于鼻腔和食管之间。张开嘴时，映入我们眼帘的是前端的悬雍垂，即我们通常所说的"小舌头"。其上方是软腭，左右为舌腭弓。在舌腭弓根部可见"桃核样"组织，这是腭扁桃体（我们通常所说的扁桃体）。上述这些组织围成的空间称为口咽，为咽喉最狭窄的部分；上方向软腭的后方开阔形成鼻咽，向下方开阔形成喉咽。在鼻咽有耳咽管开口和腺样体，喉咽有舌扁桃体、会厌、声带等。

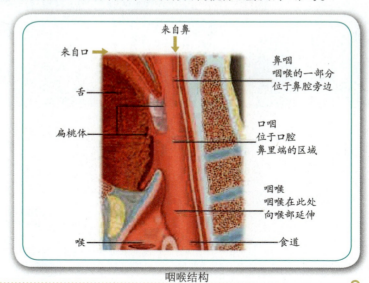

咽喉结构

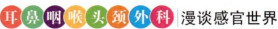

什么是腺样体

　　腺样体又称咽扁桃体，是隐藏在鼻咽顶壁与后壁交界处的一种淋巴组织。它形如半个被剥了皮的橘子，表面凹凸不平，有5～6条纵形沟裂。这些沟裂易存留病毒和细菌。腺样体一般情况到6岁左右增长得最大，到10岁以后开始萎缩。如果儿童时期受到感染，腺样体会肿大和发炎，也可能造成永久性的肥大。腺样体肥大会妨碍鼻子呼吸，并影响鼻窦的排泄，易患鼻窦炎，也会使耳咽管(由鼻咽部至中耳的通道)阻塞，而导致中耳感染疾病。腺样体肥大的儿童，通常采用手术方式连同扁桃体一并割除。

什么是扁桃体

　　扁桃体是位于头颈部内、外淋巴环上的"成员"。按其位置可分为腭扁桃体、咽扁桃体和舌扁桃体。其中以腭扁桃体最大，即通常所说的扁桃体。腭扁桃体有一对，位于舌腭弓与咽腭弓之间，卵圆形，表面为复层鳞状上皮所覆盖。上皮向扁桃体内部陷入形成10～20个隐窝。隐窝中有细菌及脱落的上皮细胞和淋巴细胞等。

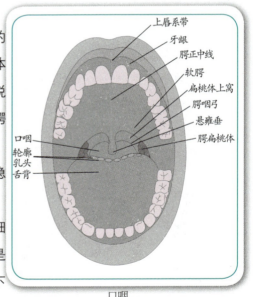

口咽

　　扁桃体可产生淋巴细胞和抗体，故具有抗细菌、抗病毒的防御功能。因为扁桃体所处位置是饮食和呼吸气流的必经之路，因此，正常情况下由于扁桃体表面上皮完整和黏液腺不断分泌，可将细菌随同脱落的上皮细胞从隐窝口排出，因此保持着机体的健康。当机体因过度疲劳、受凉等原因而抵抗力下降，上皮防御机能减弱，腺体分泌机能降低时，扁桃体就会遭受细菌感染而发炎。若扁桃体炎反复发作并对全身产生不利影响时，可以考虑将扁桃体摘除。

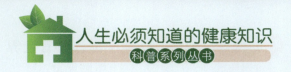

咽部是如何与鼻、耳、口、喉食管相通的

咽部在解剖上分为鼻咽部、口咽部、喉咽部。

从外形上看，整个咽部是一条肌肉组成的软管子，上宽下窄，形如漏斗。全长约13厘米，前壁与鼻腔、口腔及喉腔相通，后壁紧靠颈椎脊柱，可见咽部所处的位置是很重要的。鼻咽部是咽的最上段，它的上后方是颅底，鼻咽向前经后鼻孔与鼻腔相通，下方接口咽部。在鼻咽侧壁上有一个小圆孔，叫咽鼓管口，由此直接通向中耳(鼓室)。

口咽位于鼻咽部下方，前面与口腔相通，下部至舌骨与喉部相通，上界为软腭、悬雍垂，底部为舌根部，两侧前为舌腭弓(简称前弓)，后为咽腭弓(简称后弓)，两弓之间是腭扁桃体。口咽后壁黏膜上有数个淋巴滤泡。

喉咽是咽部的最下一段，上通咽部，下连食管，前壁上部是舌根和会厌，前壁下部以喉口通往喉前庭。

在喉咽部两侧，各有一个较深的、形如梨状的小凹陷，叫梨状窝，它有促进食物顺利通过、进入食道的作用，但也是异物容易卡住的部位。

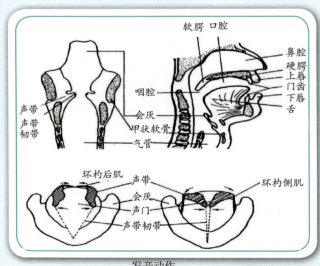

发音动作

人是怎样发声的

人的发声器官是喉。喉由声带、软骨和韧带构成的支架、控制声带位置和张力的肌肉群组成。肌肉的活动由神经来支配。声带位于人体喉腔中部，是附着在内壁上的肌肉

组织，表面覆以黏膜，具有一定的弹性，是发声器官的主要组成部分。两声带间的开口（矢状裂隙）为声门裂（俗称声门）。从气管经喉、咽部至口腔和前鼻孔的管道为声道，当空气从肺部经气管呼出时，呈一定张力的声带，由于受气流的不断冲击，引起振动而发声。发声基频的高低取决于声带的长短、张力（松紧）和声门的大小；声音强度则取决于气流的大小和速度。一般来说，男声较低，女声和童声较高。这是由于男人声带的质量比女人和儿童的大，而张力差不多，所以振动频率较低的缘故。

人是怎样吞咽食物的

　　吞咽是食物经咀嚼而形成的食团由口腔运送入胃的动作或整个过程。吞咽不是一个随意活动，而是一种反射，必须有特定的刺激才能引起。正常进食时的吞咽是由于舌的翻卷把食团推送入咽部，食团刺激了咽部感受器，反射性地使软腭上升，咽后壁向前突出，从而封闭了鼻咽通道，不便食物进入鼻腔；同时声带内收，喉头升高，并向前紧贴会厌软骨，封住咽喉通道，使呼吸暂停，可防止食物进入气管。当喉头前移时，食道上端张开，食物被挤入食道，继而引起食道蠕动，即食团前端的食道壁肌肉舒张，食团后端管壁肌肉收缩。这种肌肉的顺序收缩，将食团推向前进。当食团到达食道下端时，贲门舒张，食团便进入胃中。

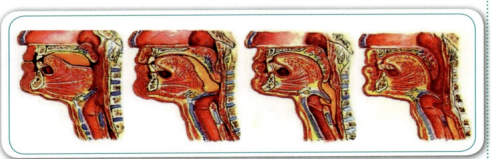

吞咽动作

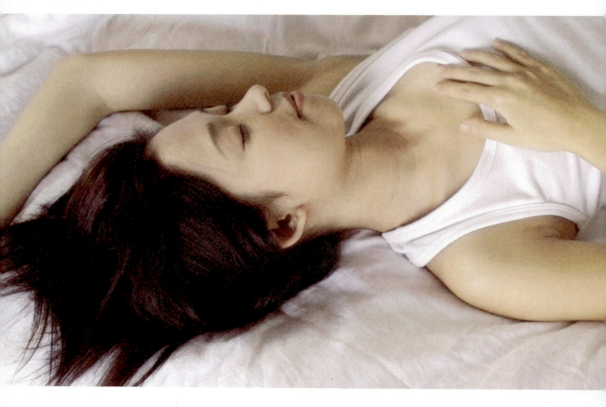

什么是
呼吸暂停低通气综合征

　　这种病是指由于某些原因导致上呼吸道阻塞，睡眠时有呼吸暂停，伴有缺氧、鼾声、白天嗜睡等症状的一种较复杂的疾病。好发于40~60岁的肥胖人群、老年人。上呼吸道任何一个部位的阻塞性病变都可致呼吸暂停低通气综合征。它的定义是：在每夜7小时睡眠中，呼吸暂停反复发作30次以上，每次10秒以上，或呼吸暂停低通气指数（即AHI：全夜睡眠期平均每小时呼吸暂停和低通气总次数）多于5次。低通气指呼

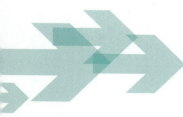

吸气流减少50%以上时间超过10秒。目前进行多导睡眠呼吸监测检查是诊断此病的金标准。

该病临床分为三型：

阻塞型 多为肥胖者，因咽部组织松弛、软腭低垂或扁桃体肥大致咽腔狭窄，发生呼吸道阻塞。

中枢型 多见于有中枢神经系统疾病者，如脑干或颈髓前侧病变导致呼吸中枢动力减弱所致。

混合型 兼有上述两种缺陷者。

睡眠呼吸暂停低通气综合征的主要表现有：睡眠打鼾，张口呼吸，频繁呼吸停止，睡不解乏，白天困倦，嗜睡，夜间睡眠心绞痛，心律失常，睡眠后血压升高，头痛，夜间睡眠遗尿，夜尿增多，记忆力减退，反应迟钝，工作学习能力下降，阳痿，性欲减退，老年痴呆等。

呼吸暂停低通气综合征治疗的原则是，依据患者症状轻重，临床并发症多少，引起上呼吸道阻塞的病因及患者身体状况，采取

不同的治疗。可用非手术疗法，如减肥、侧卧睡眠，避免睡前饮酒和使用镇静剂等。目前常用的有效疗法是经鼻持续正压气道通气，睡眠时戴一个与呼吸机相连的面罩，由呼吸机产生的强制气流增加上呼吸道压力，无论在吸气或呼气状态下都能保持恒定压力，使上呼吸道始终保持开放，避免塌陷或阻塞，也可在睡眠时使用不同类型的口腔矫治器，使下颌骨或舌体向前上方提起，增加咽部横截面积，增加呼吸气流量。手术方式最常见的为悬雍垂腭咽成形术。

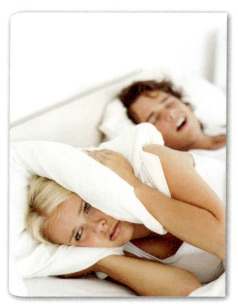

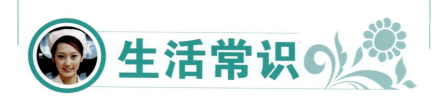

生活常识

唱歌后声音嘶哑怎么办

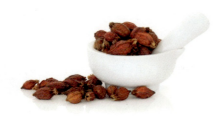

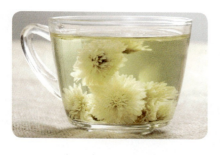

唱歌后声音嘶哑最可能的原因是气流对声带冲击的频率及力度均增加，导致声带充血、水肿。这种情况下，最好的办法是控制言语的交流，例如避免大声说话、频繁说话。其次是药物治疗，如可以中药胖大海、菊花、金银花、栀子各适量沸水泡服；也可将庆大霉素和地塞米松适量加入生理盐水中进行雾化吸入；或在短期内服用抗生素和激素类药物。如果是长期声音嘶哑，唱歌后声音嘶哑的症状加重，则要到医院进行检查，了解一下发声器官是否有病变，比如慢性喉炎急性发作、声带小结、声带息肉等，必要的时候可手术治疗。

平时应该注重对自己的护理，包括：①加强体育锻炼，增强体质，提高对上呼吸道感染的抵抗能力；②少吃刺激性食物，避免用嗓过度，禁烟酒；③加强劳动保护，对生产过程中的有害气体和粉尘需妥善处理；④注意正确的发声方法，感冒期间尤其要注意，且不可发声过度；⑤不喝过烫或过冷的汤水。

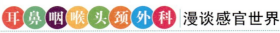

为什么喝酒后嗓子会很难受

饮酒时，液体通过咽喉部，其中的酒精成分直接对接触到的黏膜产生刺激。酒的酒精含量越高，刺激性越强。所以，感觉嗓子难受。

吸烟对咽喉有哪些危害

吸烟，即使是被动吸烟，都能够明显增加患咽喉癌的风险。而且经常吸烟会刺激咽喉部组织，轻则有刺痒、干燥或烧灼感，重则导致慢性咽喉炎，甚至咽喉癌。

什么是口臭，口臭与咽炎有关吗

口臭是口中呼出的难闻的气味。口臭与咽炎相关。咽部分为鼻咽、口咽、喉咽。其中，鼻咽部和喉咽部与口腔相邻，因此一些相关疾病可以从口腔反映出臭味，如萎缩性鼻炎、鼻窦炎、慢性咽炎、慢性扁桃体炎、化脓性扁桃体炎的患者都可以产生口臭。

传音点

气管进口

传音点

如何正确发音

正确的发音方法是：采用正确的呼吸方法（即胸腹式联合呼吸法），恰当地运用声带，正确地运用共鸣器官，掌握适度的音量和音高。

正常情况下，说话是在呼气时而不是在吸气时间进行的，停顿则是在吸气时进行的。讲话时的正确呼吸方法，应当采用由胸腹式联合呼吸法（也称丹田呼吸法），即运用小腹收缩，靠丹田的力量控制呼吸。要尽可能轻松自如，吸气要迅速，呼气要缓慢、均匀，吸入的气量要适中，尽可能在讲话中的自然停顿处换气，尽可能保持讲话时的良好姿势。发音要轻松自然，处理好节奏、停顿，特别是起音要高低适度，控制好音量，充分利用共鸣器的共鸣作用，要运用"中气"的助力来说话，不能直着嗓子叫喊，否则，声带负担过重，会导致声带很快不堪重负，变得嘶哑，影响效果。

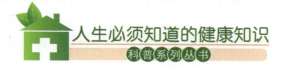

喉结是男人的特征吗

喉结突出，是男性的性特征之一。但是，一方面，并不是所有男性都会喉结突出，另一方面，一些少女也会出现喉结前突现象，这是什么原因呢？我们知道，人的喉咙由11块软骨作支架组成，其中最主要、体积最大的一块叫甲状软骨。胎儿在两个月时，喉软骨开始发育，直到出生后5~6年，每年仍在增长。但从5~6岁到青春期这一时期内喉软骨生长基本停止。所以，童男童女的甲状软骨都一样大。进入青春发育期以后，由于雄激素的分泌增多，这才使男子出现喉结。至于少女喉结突出的原因，大致有以下三种情况：

内分泌机能不足 女子体内占主导地位的性激素是雌激素，雄激素的含量极少。如果卵巢功能不足，或者脑垂体、肾上腺等内分泌腺出了问题，体内雄激素的含量便会增多，于是便出现了喉结突出、多毛和声音变粗等男性化的表现。与此同时，女性应有的一些特征却不明显。

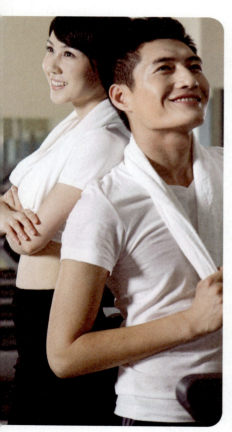

遗传因素 上一代生长发育的特征会传给下一代，不单是身高、体形，也包括喉结的大小。父亲喉结特别大而显眼者，他的女儿有时候喉结也会突出些。

消瘦 过分消瘦的女子，由于颈前部的脂肪和肌肉组织不多，喉结也照样会显得向前突出。不过，有些青春期少女的甲状腺会出现一度生理性增大。这是因为新陈代谢比较旺盛，碘一度供应不足，造成生理性相对缺碘的缘故，但以后会消失的。由于增大的甲状腺正好在喉结的下方，因此常被误认为是喉结增大。如无其他异常，更不是由内分泌因素引起的，就不必多虑，也不会影响到生长发育。如果是由内分泌因素引起的话，只要能找出病因并对症治疗，也可缓解症状。

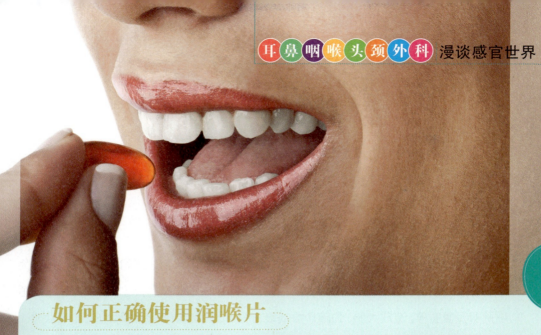

如何正确使用润喉片

润喉片是临床常用的消炎润喉药物,具有清热解毒、消炎杀菌、滋阴止渴、润喉止痛、利咽祛腐等作用,常用来治疗咽喉炎、口腔溃疡、扁桃体炎、声音嘶哑及口臭等疾病。润喉片以其作用快、经济方便而受到欢迎。但不少人咽喉稍有不适,就自行含服润喉片,其实这种做法是不妥当的。

在含服润喉片前应详细阅读说明书,了解其适应证、注意事项及禁忌证。有的润喉片含有碘分子,活性大、杀菌力强,对细菌繁殖体、芽孢和真菌有良好的杀菌和抑菌作用,但是对口腔黏膜组织的刺激性很大,不宜长期含服。

另外,有碘过敏史或怀孕、哺乳的妇女均不能含服。对碘过敏的人如果含服含有碘分子的润喉片后会发生过敏反应,出现呼吸急促、面色苍白、口唇青紫、皮肤丘疹、全身湿冷等症状。哺乳的妇女含服含碘的润喉片,碘可经乳汁影响幼儿生长发育。

此外,含碘润喉片不能与含有朱砂的六神丸同服。因朱砂中的二价汞能与碘结合,形成碘化汞类有毒汞盐沉淀,导致赤痢样的药物性肠炎。

如果咽喉部无明显炎症时滥服润喉片,会抑制口腔及咽喉内正常菌群的生长,扰乱口腔的内在环境,造成菌群失调,使本来不致病的细菌乘虚而入,导致疾病发生。

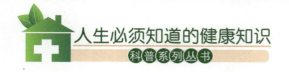
为什么鼻子滴药水嗓子会变苦

鼻咽部是咽的最上段，鼻咽向前经后鼻孔与鼻腔相通，下方接口咽部。药水滴入鼻腔后，经鼻道流至后鼻孔处，然后流到口咽部，所以就会感到嗓子不适。

打呼噜是病吗

打呼噜是一种普遍存在的睡眠现象，目前大多数人认为这是司空见惯的，不以为然；还有人把打呼噜看成睡得香的表现。其实，打呼噜是健康的大敌。由于打呼噜使睡眠呼吸反复暂停，造成大脑、血液严重缺氧，形成低血氧症，而诱发高血压、心率失常、心肌梗死、心绞痛。夜间呼吸暂停时间超过120秒容易在凌晨发生猝死。1994年4月在北京召开的国际鼾症研讨会上，各国专家、学者就把打呼噜确定为"睡眠呼吸暂停综合征"。这种病症与很多种疾病有关，它对人体的危害极大。人的一生有1/3的时间是在睡眠中度过的，专家表示，如果晚上打鼾，且伴有以下症状，则是身体发出的危险信号，需立刻到医院就诊：睡眠打鼾、张口呼吸、频繁呼吸停止；睡眠反复憋醒、睡眠不宁、诱发癫痫；睡不解乏、白天困倦、嗜睡；睡醒后血压升高；睡眠浅、睡醒后头痛；夜间睡眠心绞痛、心律失常；夜间睡眠遗尿、夜尿增多；记忆力减退、反应迟钝、工作学习能力降低；白天似睡非睡，工作、开会、吃饭时也难以抑制；阳痿、性欲减退；老年痴呆。

胖人为什么容易打呼噜

打呼噜是不分胖人、瘦人的，只能说胖人的发病几率要比瘦人高。然而，肥胖者有大量的脂肪在体内沉积，特别是面部、颈部等局部脂肪的沉积，在外表上看是双下巴的特征，但其体内的软腭和咽后壁上附着着大量的脂肪，导致上呼吸道变得狭窄。舌体肥厚者也会阻塞咽喉部的气体通道。脖子粗短的人，呼吸道周围附着大量的脂肪，影响气流通过产生摩擦形成打呼噜。可见，肥胖是引起打呼噜和睡眠呼吸暂停的重要原因之一。

怎么注意咽喉部卫生

咽与喉是人体非常重要的器官。咽是呼吸与消化的共同通道。咽部疾病，不仅会直接影响个人的通气和吞咽功能，危害健康，而且还可能传染他人，造成社会影响，因此，在日常生活中讲究咽部卫生十分重要。

专家建议：

尽量避免接触各种不良刺激　如过冷、过热、过干的空气以及包括粉尘、汽油、水泥粉、苯、砷等的空气，必要时戴厚实的口罩或短暂屏住呼吸。

坚决戒烟　吸烟对咽的危害性极大，香烟含烟碱，为有毒物质，不仅直接损害咽黏膜，妨碍正常功能，而且也是口腔癌发生的诱因之一。国外有报道，分析162例扁桃体癌，吸烟较多者占95%，酒量较大者占50%。

及时治疗邻近器官的疾病　如鼻炎、鼻窦炎、龋病、牙周炎、牙槽脓肿等。

纠正进食过快的习惯　进食过快，咀嚼不够，不仅不利于食物充分消化，而且使咽部易受鱼刺、骨片等异物的损伤。

注意口腔清洁　口腔与咽相连，保持晨起、睡前刷牙，饭后漱口，使口腔保持清洁，有利于预防咽部炎症。

增强体质　充分利用阳光、空气和水等有利于健康的因素，开展经常性的体育活动。

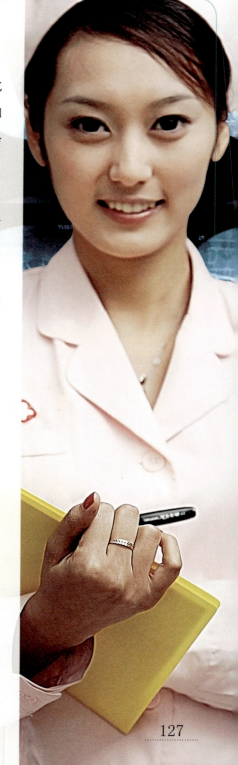

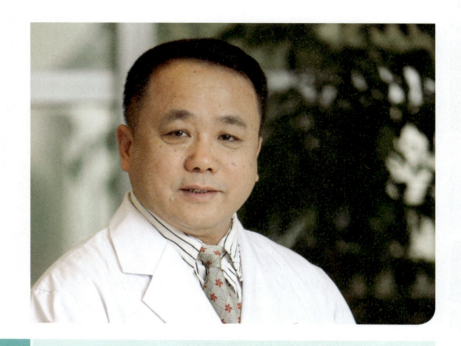

咽喉不适，宜食哪些食品

慢性咽喉炎、咽部异感症的病人可辅以下列食疗方法：

糖渍海带　取海带300克，白糖适量。将海带洗净，切丝，用沸水烫一下捞出，加适量白糖腌3日，佐餐。

蜂蜜茶　取茶叶、蜂蜜各适量。将茶叶用小纱布袋装好，置于杯中，用沸水泡茶，凉后加蜂蜜搅匀，每隔半小时，用此溶液漱口并咽下，见效后连用3天。

麻油蛋汤　取鸡蛋一只，麻油适量。将鸡蛋打入杯中，加麻油搅匀，冲入沸水约200毫升趁热缓缓饮下，以清晨空腹为宜。

橄榄茶　取橄榄两枚，绿茶1克。将橄榄连核切成两半，与绿茶同放入杯中，冲入开水加盖闷5分钟后饮用。

　　蜂蜜藕汁　取鲜藕、蜂蜜各适量。将鲜藕绞汁100毫升，加蜂蜜调匀饮服，每日1次，连服数日。

　　黄瓜霜　取成熟老黄瓜一条，明矾适量。将老黄瓜切开顶端，挖去瓜瓤和瓜子，填满明矾，仍以原盖盖上，用竹签插牢，用绳拴住瓜体，挂在阴凉通风处。数天后，瓜上出现一层白霜，用洁净的鹅毛轻轻扫下，装入瓶中备用。需要时用笔管将黄瓜霜吹于咽喉部。

　　丝瓜汁　鲜丝瓜4根，切块捣烂去渣取汁，1次服完。

　　煮花生　花生米去皮开水炖服。用于治声哑、失声。

　　萝卜水　白萝卜1只，香果3只，水煎后捞出，放白糖适量，代茶饮，每日2次。

　　百合绿豆水　百合9克，绿豆15克，同煮加适量糖食用。

　　烧红枣　红枣5只，在火上将皮烧焦，加白糖水喝。

咽喉——妙音篇

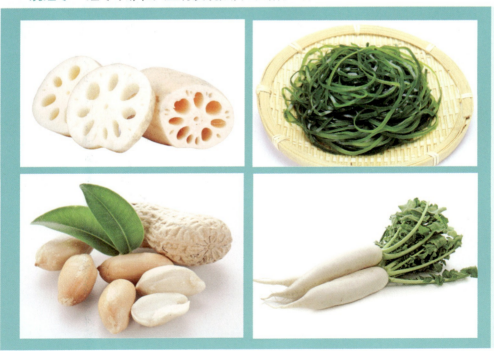

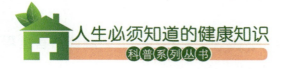

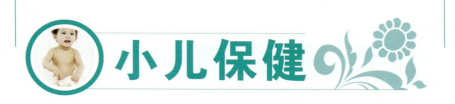

小儿保健

小儿睡觉为什么也会打呼噜

有的孩子睡觉时打呼噜，不少家长对此不以为然。殊不知，打呼噜是由多种因素引起的一种现象，如孩子患有慢性扁桃体炎、腺样体肥大、慢性鼻炎、鼻息肉等，其中腺样体肥大是引起小儿打呼噜的常见原因之一。腺样体是位于鼻腔后面鼻咽顶上的一团淋巴组织，也称为鼻咽扁桃体，它和扁桃体一样，肩负着人体的免疫防御功能。如果小儿抵抗力弱，经常感冒，可引起腺样体发生炎症而变得肥大，易堵塞呼吸道，使呼吸道经常处于狭窄状态，影响通气。由于呼吸不畅，孩子便张口呼吸，这样气流通过咽腔时，振动了软腭或悬雍垂，就会出现打呼噜声。

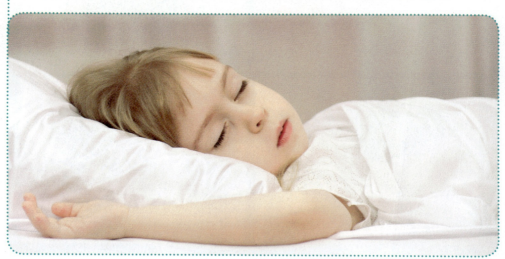

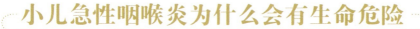

小儿急性咽喉炎为什么会有生命危险

小儿的喉腔黏膜组织疏松，腺体丰富，一旦发生急性炎症，喉腔局部充血水肿较为严重，而小儿喉腔相对较小，相同程度的炎症在小儿造成的肿胀和狭窄程度较成人要严重得多，若未能给予足够的重视和积极有效的处理，可在较短的时间内引发严重的呼吸困难或其他并发症，甚至出现窒息死亡。

什么是变声期，如何保护儿童嗓音

变声期特指14~16岁的青少年，男生变声期一般在14~16岁，也可到18岁；女生一般在13~15岁，最迟到16岁左右。 因为喉头、声带增长，而伴随的声音嘶哑、音域狭窄、发音疲劳、局部充血水肿、分泌物增多，从而导致说话、唱歌时的声音与儿童时代不同，并持续半年至一年的时期。变声期可分为变声初期、变声期和变声后期。

为了保护儿童嗓音，应该做到：

1）歌唱的音域不能超过儿童的负担能力，否则会引起叫喊，损伤声带。

2）教唱歌曲时要防止一节课从头唱到底，而要用多种方法使儿童演唱有间歇的机会，如运用分组唱、轮流独唱等方式。

3）在进行表演唱时动作不宜太大，力度不宜太强，以免儿童一边演唱、一边还要耗费过大的体力，引起声带疲劳。

4）生活中的高声喊叫，顶风奔跑说话，以及伤风感冒等都会引起嗓音嘶哑，因此要关注儿童的身体状况，预防疾病等，切忌在病中唱歌。

咽喉——妙音篇

131

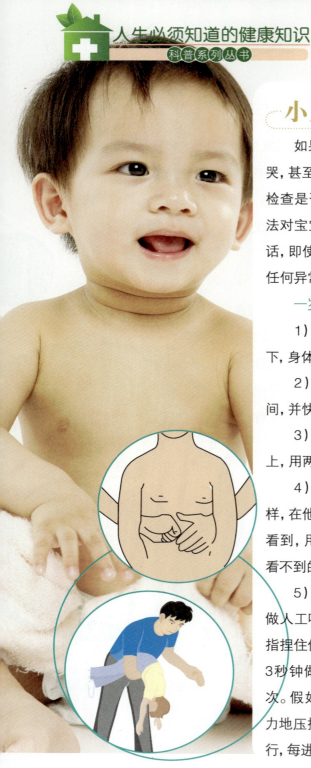

小儿嗓子卡东西怎么办

如果宝宝的气管被异物卡住，既不咳嗽也不哭，甚至不能呼吸时，你首先应该让宝宝张开嘴，检查是否能用手指把异物取出，再按照下面的方法对宝宝进行急救。同时马上让家人拨打急救电话，即使宝宝已经把异物吞到肚子里，看上去没有任何异常，仍然要带他到医院做细致检查。

一岁以下的小宝宝窒息的应急方案

1）将宝宝放在你的一只前臂上，让他的脸朝下，身体向下倾斜，使头部比脚低就可以。

2）将另一只手的手腕放在宝宝的肩胛骨之间，并快速推拍宝宝的后背4次。

3）如果这样还不起作用，把宝宝翻过来脸朝上，用两个手指对宝宝的胸部进行4次快速推压。

4）如果还不行，像对待大一点儿的宝宝一样，在他的口腔里找一下他吞咽的异物。如果你能看到，用小指把它抠出来。不要试图取出一个你看不到的异物，这样只会把它推到更深的地方。

5）如果异物取出后宝宝仍然没有呼吸，马上做人工呼吸。先让宝宝躺着，抬高他的下巴，用手指捏住他的鼻子，然后再用嘴唇封住他的嘴巴，每3秒钟做一次呼吸动作，并且每分钟检查宝宝一次。假如宝宝还是没有呼吸或脉搏，就要快速用力地压挤胸部5次，以每分钟至少100次的速率进行，每进行5次压胸动作后，再试一次急救呼吸。

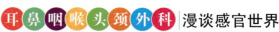

6）打电话寻求帮助，同时重复这些动作，直到宝宝能够正常呼吸或救护人员到达。

一岁以上的大宝宝窒息的应急方案

1）从宝宝后面用手臂环抱着他，一只手攥成拳头放在宝宝肚脐和肋骨之间，拇指朝里。

2）另一只手握紧，向身体前方向下迅速推压4次。如果宝宝很胖，用手臂环绕住他的胸部，把手放在胸骨中央，快速推压胸部。如果宝宝卧倒了，尽量让他仰卧，把手放在他的腹部，采取与站姿相同的推压动作。

3）如果这样不起作用，启开宝宝嘴巴找到吞咽的异物。如果你能看到，用小指将它取出。不要试图把看不到的异物取出来，那样只会把它推得更深。

4）如果孩子在取出异物后还没有呼吸，进行人工呼吸。

5）打电话寻求帮助，同时重复这些动作，直到宝宝能够正常呼吸或救护人员到达。

儿童口吃怎么办

口吃是指说话时言语中断、重复、不流畅的状态，是儿童期常见的语言障碍，患病儿童约占儿童总数的5%，大约一半的口吃儿童是在5岁以前发病的。口吃多在幼儿期形成，同样，也最易在幼儿期纠正。如果在幼儿期不纠正，有时口吃可伴随终生。口吃现象与口吃病有着本质的区别。口吃现象是人在感情激动或精神紧张时，因对神经中枢的干扰所出现的短暂语言不流畅现象，而口吃病则是由于心理病症所导致的一种口吃疾病。

由于口吃病是心因性疾病。所以，对口吃病的正确矫治，应从心理治疗入手，着重于消除孩子的心理障碍。然而，对于一时性的口吃现象，是不需要治疗的，随着孩子的年龄增长和智力发展，可以自愈，但是，父母千万不能让孩子产生心理压力，否则，口吃现象就会发展成口吃病。纠正口吃的方法，首先是消除口吃儿童的紧张、恐惧情绪，同时给予示范，并进行反复练习。一般的方法是：①让孩子多听声音优美、表达流畅、内容合适的语言类儿童故事、幼儿诗歌等，听熟后，让孩子跟着一起讲，一起念。②父母

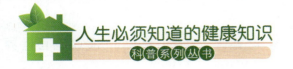
一定要耐心、细心地多与孩子交谈,彻底消除孩子怕口吃的心理状态。当孩子有一点进步时,就应给予鼓励和奖励。总之,要使孩子说话时不感到有一点点心理压力。③要多与孩子说话,说话的速度略慢,边说边问,引导孩子答话,如孩子一时不愿回答,不必勉强,可以继续说话,要让孩子在不注意自己有口吃缺点时,自然而然地回答问题,切忌在孩子说话时,不断指责他的缺点。④鼓励孩子树立克服口吃的信心。创造条件,让口吃孩子能经常同说话流畅的同伴们一起玩。同时,要设法教育小同伴们不要嘲笑口吃的孩子。⑤家长应告诉孩子,矫正口吃需要有个较长的时间过程,不可急于求成。略有反复是正常的,绝不可灰心。矫正口吃,关键在于要有信心和恒心。

孩子爱"清嗓子"是病吗

　　孩子一旦老是出现"吭吭"的清嗓子声音,并感到不适,应及时到医院进行检查和治疗。多种原因可能造成孩子清嗓子,家长需要重视这一现象。小儿上感后遗留下咽部发炎,由于炎性分泌物增加及咽后壁滤泡增生,使患儿自觉咽部有异物感,想用力清除掉,由此出现"吭吭"的清嗓子声音。有的可吐出痰样分泌物,大部分是干咳。检查可见咽红、扁桃体红肿、咽后壁多量颗粒状结缔组织增生。急性期还有发烧、咽痛,用抗炎抗感冒药可使症状减轻。

　　如无上感情况亦有"吭吭"清咽声,且声音高亢,响亮,其声音有故意放大的感

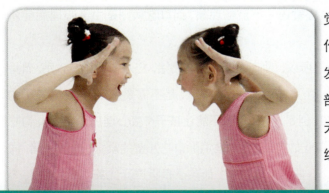

觉,并有眼、眉、鼻等异常动作,不能长时间控制,且反复发作,持久不愈,检查可见咽部无异常情况,用抗菌抗炎药无效,此时应考虑抽动一秽语综合征。

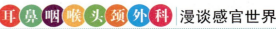

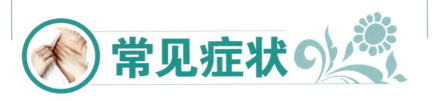

常见症状

嗓子里老感觉有东西怎么办

　　嗓子，我们医学上指"咽喉"。嗓子有异物感的人不仅在身体上承受病痛的折磨，而且往往由于缺乏了解而怀疑自己生了重病，得了癌症，造成极大的心理和精神压力。其实，引起咽部有异物感的原因很多，而真正由肿瘤所导致的异物感只占很小的比例，所以应该尽早到医院，请咽喉科医生详细检查，搞清楚到底是什么原因，患了什么病，以解除疑虑，并使疾病得到及时、有效的治疗。

　　患者应该向医生详细讲述自己的病史，包括可能的发病诱因、发展过程，咽部异物感的具体性质、部位、发作时间和伴随的其他症状。这些对于诊断或排除某些疾病是非常必要的。医生可根据患者的情况进行一些必要的检查，比如用压舌板压舌查看有无口腔、口咽部疾病；用间接喉镜检查有无喉咽部及喉部疾病；用鼻咽镜检查有无后鼻孔、鼻咽部疾病等等。如果上述检查未见异常，则要进一步检查有无邻近的器官如鼻腔、鼻窦、中耳、甲状腺疾病。根据具体情况，建议患者到内科、眼科、骨科等作有关检查，或作血液常规、基础代谢、内分泌等实验室检查，必要时进行食管吞钡透视或X线拍片、X线鼻窦拍片、胸透或拍胸片、拍颈椎片、食管镜检查、心电图检查等。如果各方面的检查均无异常，患者又有比较明显的精神、神经症状，那么这种咽部异物感往往是非器质性的。经医生解释清楚后，患者应该解除精神紧张、抑郁、疑虑、烦躁等因素，必要时可服用一些调节神经的镇静药，如谷维素10毫

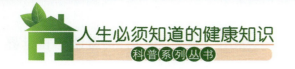
克，每天3次，地西泮2.5毫克，每天1~2次，以及维生素B₁、维生素C等。中医辨证治疗有较好的疗效，经过自身调节和药物治疗一段时间后，大部分患者的咽部异物感可以明显减轻或消失。

为什么刷牙时会恶心、干呕

　　咽有多种防御外来有害因素侵入的功能，其中之一就是呕吐反射。在咽部黏膜中分布着许多由大脑神经支配的末梢感受器。例如，迷走神经、舌咽神经在咽后壁内形成咽丛，负责咽后壁的感觉；三叉神经第二支负责喉咽部、扁桃体区及软腭的感觉；舌咽神经的分支还管理着舌根和扁桃体下部的感觉。因此，咽部的感觉非常灵敏。当误食有害物质或受到外来异物刺激时，末梢神经立即将信息传入大脑，引起多条咽部肌肉的协调动作，产生呕吐反射。

　　大多数人对刷牙时产生的轻微咽部刺激并不敏感，不至于产生恶心呕吐，但有些人由于个体差异，或患有慢性咽炎、软腭肿胀增厚，悬雍垂过长等原因，咽反射过于敏感，即使是刷牙时的牙膏、泡沫等刺激，也会引起反射。在这里我们特别提出悬雍垂过长症。悬雍垂过长症是由于鼻窦、鼻咽、口咽、扁桃体慢性炎症刺激，导致悬雍垂发炎，使其肌肉组织变性，黏膜水肿向下伸展，引起悬雍垂变细和增长。此外，发育异常也为病因之一。正常的悬雍垂与舌面不接触，如与舌面接触且有症状者，称之为悬雍垂过长症。对于此类患者，应该积极治疗鼻咽及咽部慢性炎症，戒除烟酒及刺激性食物，注意口腔卫生。症状明显者可部分切除悬雍垂来缓解症状，但不可切除过多，避免因过短影响软腭功能。

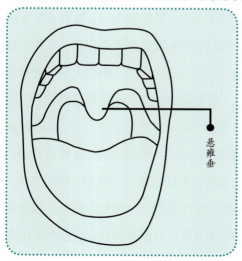

悬雍垂

哪些人容易咽部不适

咽部具有防御、保护、呼吸、吞咽、发声共鸣等生理功能。咽部具有丰富的血管、神经以及淋巴组织。咽部不适的感觉多种多样，常见的有不同程度的咽痛、咽干、咽痒、烧灼感、阻塞感、异物感；还有人表现出阵发性的刺激性咳嗽、痰中带血丝、不断地发出"吭吭"的声音。上述这些症状经常眷顾于那些嗜好烟酒、经常处于疲劳状态、精神压抑的人，工作环境不佳、缺乏阳光照射，或是经常接触刺激性物质的人，如在磨粉厂、卷烟厂的工人。还有那些平时缺少锻炼，对冷热、潮湿、干燥适应能力差的人。

嗓子干怎么办

嗓子干燥的原因较为复杂，咽喉部黏膜萎缩变薄或是充血肿胀都会产生咽喉部干燥、灼热感。当冬春气候干燥寒冷时，这种症状更为明显。最常见的是干燥性咽炎，其病因有：鼻部疾病长期用口呼吸者；咽腔狭窄夜间打鼾的患者；用声过度，发声不当，常见于教师、演员、歌唱家、领导干部等。对于这类患者，应该注意解除不良刺激，积极治疗鼻部和咽喉疾病，并且减少讲话、多饮水，一般都能恢复。

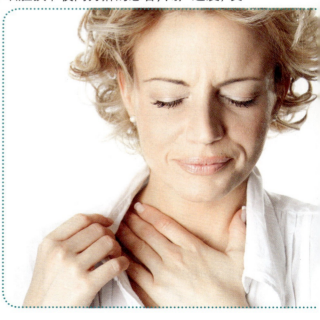

还有一部分患者，伴有全身性的疾病，如糖尿病患者，同时会伴有多饮、多尿、多食，慢性肾炎的病人会有下肢浮肿、眼睑浮肿。对于这类疾病产生的咽部不适我们就该治疗原发病了，切不可一味地多饮水来解决问题，反而会加重病情。

咽喉——妙音篇

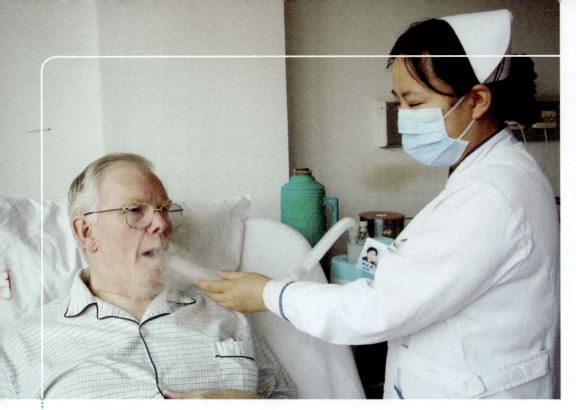

嗓子痒怎么办

　　大多数人感冒后存在咽喉炎的并发症。常出现嗓子发痒，嗓子一痒就会咳嗽的症状。这种咳嗽很少有痰，在临床上称为刺激性咳嗽，即为干咳，发病机理可能为急性炎症过后仍有炎症因子的释放，如组胺、白三烯等，使咽喉部或是整个呼吸道处于高敏状态。这种情况下我们可以使用一些抗组胺类药物，如康泰克、扑尔敏、开瑞坦等；还有白三烯阻滞剂，如孟鲁斯特钠，症状可以得到缓解。

　　慢性鼻炎、鼻窦炎的病人，长期鼻腔脓性分泌物向下流，刺激咽喉部，嗓子发痒，老想清嗓子，或是做空咽的动作。对于这类病人，毫无疑问，解决了原发病，嗓子的症状就会消除。

　　胃食管反流的患者，由于反流的酸性物刺激咽喉部会出现咽喉痒，这种往往是突然出现的，同时伴有呛咳，咽喉部的烧灼感，发作频繁。对于这类患者，应该加用抑制胃酸分泌的药物，如西米替丁、奥美拉唑、耐信，还有促消化道动力药，如吗丁啉、西沙比利、莫沙比利等。

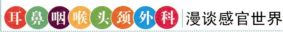

嗓子痛怎么办

嗓子痛，即咽喉痛，我们每个人都经历过。起病急，病程短的，往往是上呼吸道的急性炎症，如急性扁桃体炎、化脓性扁桃体炎、急性咽喉炎，常常伴有全身乏力，发热、畏寒等，之前有受凉的病史，诊断不难，给予抗感染、抗病毒治疗3～5天可恢复。

对于一些特殊的急性炎症我们要倍加注意，如急性会厌炎（会厌位于气管与食管的"十字路口"处）。患者常常会因为咽下疼痛剧烈，唾液不能咽下而流口水。由于会厌肿胀明显，患者会出现发声含糊不清，甚至出现呼吸困难的阻塞症状。如果治疗不及时，后果十分严重，即使在抗生素问世之后，其病死率仍在1%～8%，所以说，怎么重视也不为过。我们的经验是，一旦确诊，向患者及家属交代疾病的凶险程度，马上收住院，至少在急诊留观，及时给予足量的抗生素、激素以及局部雾化吸入治疗，备气管切开包。

还有扁桃体周炎、扁桃体周脓肿。青年多继发于急性扁桃体炎。炎症波及扁桃体周围间隙，单侧咽痛，可放射到耳部，咽下困难，重者张不开嘴，同侧下颌淋巴结肿大，容易形成咽旁间隙脓肿；如果炎症侵袭颈内动脉，可以引起致命的大出血；如果脓肿突然破裂，误吸入呼吸道，可以引起窒息或是吸入性肺炎；如果炎症向下蔓延，可引起喉阻塞。所以应该及时治疗，给予足量抗生素以及糖皮质激素，如果脓肿形成需切开引流，炎症消退后两周应做扁桃体切除，否则容易复发。

对于嗓子痛超过两周，且位置固定，应用药物治疗效果不好的，则要警惕咽喉部的恶性肿瘤，如下咽癌、颈段食管癌、会厌癌（声门上喉癌）、扁桃体的恶性肿瘤等。此时的患者可出现单侧的咽喉肿痛，吞咽时加重，且有咽下困难。应该及时到医院行纤维喉镜检查以及食管的相应检查，早期发现，早期治疗是关键。

咽喉——妙音篇

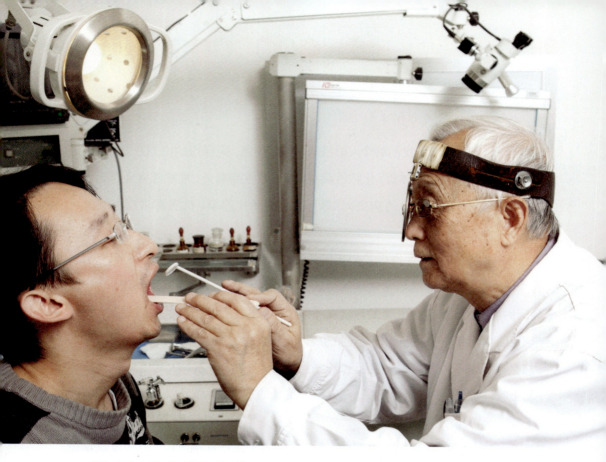

患有干咳怎么办

干咳又名干咳嗽，即咳嗽无痰或少痰。咳嗽是呼吸系统的一种保护性反射功能，也是一个急速而有力的呼气动作。参与反射的感觉末梢来源于三叉神经、舌咽神经、迷走神经、喉上神经等。这些神经末梢对异物、触觉、冷热、化学物以及炎症因子很敏感，受到刺激后容易引起咳嗽。

常见的是慢性咽炎引起的干咳。此时，患者常常有咽部异物感、咽痒，以晨起或夜间睡前明显，每遇感冒伤风后加重。在急性发作时，剧烈的干咳可引起恶心、呕吐。这是刺激咽部神经的结果，此时喝水会暂时缓解。如果持续两周以上，我们要警惕咳嗽变异性哮喘，这是一种特殊类型的哮喘，小儿常见，临床上常以刺激性干咳为唯一的表现形式。它的发病机理与典型的支气管哮喘相同，是以IgE介导的，以嗜酸粒细胞浸润为主的多种细胞、细胞因子及炎性介质参与的，可逆性气道狭窄及气管高反应性为特征的慢性气管炎症。目前认为除运动、过敏食物、冷空气、气候变化或上呼吸道感染诱发或加重外，有学者报道也可以继发于肺炎支原体感染后。在国外已有报道肺炎支原体诱发咳嗽变异性哮喘，认为肺炎支原体是仅次于病毒的。它们是与咳嗽变异性哮喘的急性发作、成长期难以缓解以及恶化有关的病原。在我们收治的病人中，咳嗽变异性哮喘患儿中肺炎支原体感染率在34%左右，而一些普通的呼吸道感染病人中感染率只占13%左右，说明咳嗽变异性哮喘病人与肺炎支原体感染之间有着密切的关系。随着小儿呼吸道感染肺炎支原体的不断增多，咳嗽变异性哮喘的发病亦不断增多。长期以来，临床上支气管哮喘病人常考虑呼吸道病毒性感染为主，往往忽视了支原体的感染，特别是有些咳嗽变异性哮喘的病人因为得不到病原学诊断，而影响治疗的效果。因此，对一些咳嗽变异性哮喘的病人应积极地寻找诱因并及时针对病因治疗。在支原体感染未控制之前，即使使用了大剂量的糖皮质激素及各种支气管扩张剂，咳嗽、气喘的症状仍不能完全缓解。为此，应让更多的人了解咳嗽变异性哮喘病与肺炎支原体之间的关系。随着医学科普知识的普及，有更多的人会为此引起重视，对单纯诊断咳嗽变异性哮喘的病人，若抗炎、平喘、支气管扩张剂治疗效果不佳时，应考虑到是否存在着支原体的感染，就可以在医生的指导下选用大环内酯类药物如红霉素、阿奇霉素等对支原体感染有较好疗效的药物一同治疗，这样才能获得满意的效果。

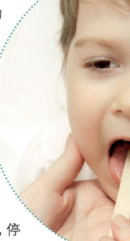

对于年老体弱的患者，合并胸闷、胸痛等症状，要注意肺支气管疾病的可能，如支气管炎、肺炎、肺癌。此时，行胸片检查，必要时行胸部CT检查，有时一些不典型心绞痛发作也会出现干咳、心前区不适等症状，这种情况下就得注意休息，及时到医院就诊，以免延误病情。

还有一种药物性干咳，常见的为卡托普利等药物引起，停药后可缓解。

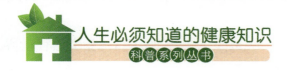
声音嘶哑怎么办

　　某高中的一位中年教师，因为教学任务繁重，还兼任班主任，时常要上"大课"，此外，还经常课下谈心、辅导、开家长会、组织活动等，没有一处不用到嗓子，所以多年来咽喉长期不适，而且常常出现间断性声嘶。随着新学期的开始，各项事务骤然多起来，他又明显感觉到嗓子在"叫累"了，而且持续一个多月仍不见好转。到医院一检查，医生告诉他声带长息肉了，必须尽快手术治疗。

　　今年60岁出头的王先生就没那么幸运了。两个月前，他隐隐约约感到声音有点不对劲，似乎没有以前洪亮了，有点嘶哑。王先生便把这当"咽炎"治疗，中成药、抗生素吃了不少，自我感觉时好时坏。一周前，王先生感到声音嘶哑加重，劳累后更加明显，忙碌一下，就感到透不过气来，喉咙里像被一个东西塞住了一样难受。他赶紧到医院求诊，喉镜和CT检查结果让医生也吓了一跳。王先生左侧声带与假声带上长了一个巨大的菜花状新生物，几乎塞满了整个喉腔。由于耽误时间较长，王先生做了全喉切除手术，失去了讲话的功能。术后经测量，王先生摘除的

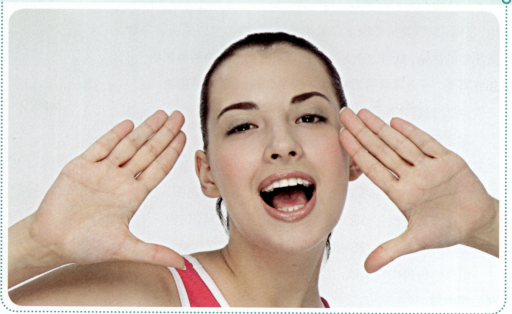

肿瘤已达4.5厘米×6厘米，足足有一个鸭蛋般大。

上述的两个病例同样是声音嘶哑，治疗方式却不同，预后也不一样。那么，到底是什么原因、怎么引起的声音嘶哑？

声带就像两片韭菜叶，边缘很薄，很齐、很直，活动自如，其中任何方面发生问题，都会引起声音嘶哑，俗称"哑嗓子"。轻者在一般讲话时症状不明显，只是在发高音时感觉粗糙或是断续。但是严重者就是嗓音变粗、沙哑，甚至说不出话来，那就该尽早诊治了。

常见的良性病变有急慢性喉炎、声带息肉、声带小结、声带肥厚。这些疾病有职业倾向，如教师、歌者、演员、播音员、商人小贩、推销员等。行纤维喉镜检查一般诊断不难。需要进行手术治疗，术后要声带休息一个月，戒烟酒，一般预后良好。对于一些特殊类型的病变，就该注意了，如声带白斑、淀粉样变、喉乳头状瘤等为癌前疾病，要及时手术，密切随访。尤其小儿喉乳头状瘤，极易复发，需多次手术。

痰中带血丝是怎么回事

整个呼吸道的毛细血管破裂都可以出现痰中带血。引起痰中带血的原因较多，常见的急慢性鼻咽炎、鼻咽癌等，常常为倒吸痰（涕）中带血，可以为鲜红色，也可以为暗红色，对此要行鼻内镜检查；对于可疑鼻咽癌者，需行活检送病理明确诊断；咽喉部的炎症、肿瘤或是剧烈的咳嗽使咽喉部毛细血管破裂引起痰中带鲜红色血迹，行纤维喉镜检查更能细致地查找原因；支气管疾病，如支气管扩张症、慢性气管炎、支气管肺癌等，如大血管出血，量会很大，变成咯血，行胸片或CT能够明确诊断；肺部疾病，如肺结核、肺炎等，在临床当中也较常见；心血管疾病，如二尖瓣狭窄所引起的肺淤血，咳铁锈色泡沫痰，常不能平卧；血液病和某些急性传染病，如白血病等，也可以引起痰中带血或咳血。对于中、老年人如出现不明原因的痰中带血，特别

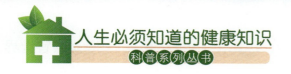

是伴有刺激性咳嗽，有吸烟病史的，常是支气管肺癌的一个先兆。癌组织部位血管丰富，因此癌症引起的刺激性咳嗽特征是间断反复的少量血痰，且血常多于痰，肿瘤如浸润较大的血管，破裂后常发生大咯血。

呼吸困难怎么办

呼吸困难是呼吸功能不全的主要症状，患者表现为憋气、呼吸费力、急促，甚至张口呼吸，烦躁不安，有时大汗淋漓。喉是呼吸道最狭窄的地方。喉部发生病变出现狭窄引起呼吸困难最常见，特点为：吸气性呼吸困难，吸气阶段延长而费力，病情重者可出现三凹症，即胸骨上窝、锁骨上窝、肋间隙在吸气时凹陷。

呼吸困难可分为几个方面：①先天性喉畸形，喉蹼、喉软骨畸形，出生后就出现。②喉部感染性疾病，如小儿急性喉炎、急性会厌炎（水肿型），起病急、病程短为其特点，要及早、足量应用抗生素及糖皮质激素，必要时给予镇静治疗，严重的需行紧急气管切开。③喉外伤、喉异物、化学或烧灼伤。④喉水肿，如药物、过敏物引起的变态反应性水肿；还有全身性疾病，如甲状腺功能低下引起的，主要表现为双侧声带、室带广泛的透明的水肿，这种情况下补充左旋甲状腺素（优甲乐）可自行恢复。⑤喉部肿瘤，包括良性的喉乳头状瘤、纤维瘤、血管瘤、软骨瘤，还有恶性肿瘤等。

一些颈部、咽部的巨大肿物，如咽旁间隙的纤维瘤、咽部巨大囊肿等，也可以引起呼吸困难。此时，患者呼吸困难往往是渐进性加重，时间较长。

呼吸困难是耳鼻喉急症之一，往往病情变化突然且复杂，短时间危及病人生命，造成心脑肾的损害。一旦发生呼吸困难，要立即到医院纠正。

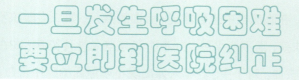

一旦发生呼吸困难
要立即到医院纠正

吞咽困难怎么办

　　吞咽困难是咽喉部或是食管病变引起的症状，即发生了吞咽费力的现象，如咽食或饮水有哽咽感、吞咽时间延长，有时伴有吞咽疼痛感。病因不同、部位不同、吞咽困难的表现也不同。轻者仅咽下不畅，常需汤水辅助，重者滴水难进。

　　由于疼痛、肿胀或压迫、肌肉瘫痪引起的吞咽困难有：①急性炎症，如急性会厌炎、会厌脓肿、扁桃体炎、口腔溃疡等，其特点为吞咽时疼痛感强烈；②咽喉部肿瘤，如喉恶性肿瘤、下咽癌、肉瘤等；③喉部疾病，如急性喉部炎症或水肿、喉结核、喉肿瘤等；④食管疾病，如食管炎、食管溃疡、肿瘤、食管瘢痕性狭窄、食管贲门失弛缓症；⑤神经肌肉疾病，如多发性肌炎、重症肌无力、皮肌炎；⑥全身性疾病，如狂犬病、破伤风、酒精中毒等；⑦精神因素，如癔症；⑧喉神经病变，如迷走神经损伤，喉全部瘫痪，进食吞咽时失去了保护性反射，会厌软骨不能动作，会出现呛咳，严重的可引起吸入性肺炎；⑨神经系统退化或大脑中枢疾病，可造成环咽肌运动失调，年龄较大的患者也会出现吞咽困难，这种吞咽困难被称为环咽肌失弛缓症。所以，吞咽困难涉及耳鼻喉科、神经内科、胸外科、消化内科、脑外科、精神科等多个学科，要综合分析，系统治疗。

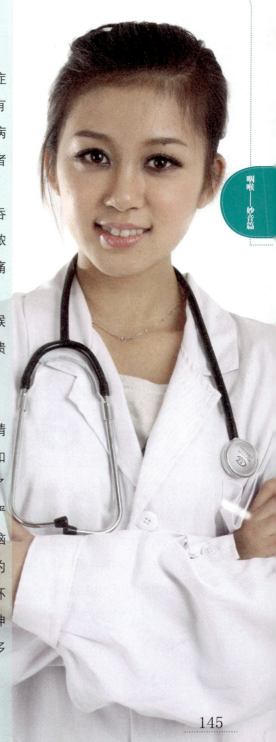

咽喉——妙音篇

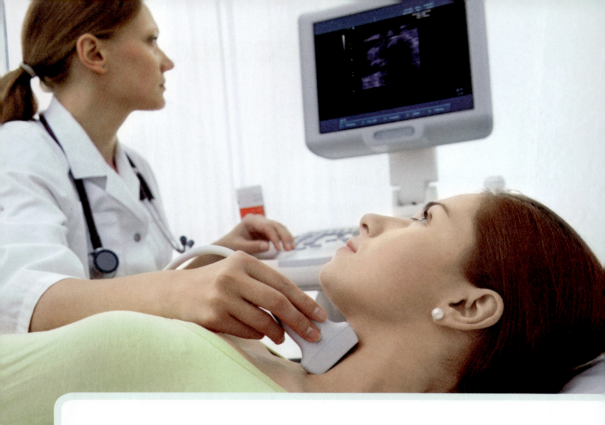

男性女调、
女性男调怎么办

　　声音异常是由于变声期甲状软骨和声带发育不平衡引起的，医学上叫做"变音期障碍"，简单的说就是男人说话像女人，女人说话像男人。男人说话像女人是由于甲状软骨发育较声带快，声带被拉紧，声带振幅小，而音调高、频率快。女人说话像男人的情况正好相反。这可能与变音期体内男性激素分泌失常有关。这些人经常被别人笑话，精神上受到很大压力。其实，嗓音变异不会影响生儿育女。嗓音变异是可以通过手术治疗的，如甲状软骨成型术，声带紧张的可以横行切去适度的甲状软骨板，达到松弛声带的目的；如声带松弛，则可以通过环状软骨、甲状软骨接近术来治疗。

饮食反流怎么办

　　咀嚼后的食物如果不能正常顺利地通过咽部进入食管，而是反流回口腔、鼻咽甚至鼻腔，这种病态称为饮食反流。咽部疾病如咽肌麻痹或瘫痪，咽后脓肿或肿瘤，扁桃体周脓肿及腭裂畸形，还有腭咽成形术后的病人也容易引起反流。食管的疾病如食管癌、食管附近的占位性病变侵犯食管，使食管狭窄，引起反流。所以，出现较频繁的饮食反流应及时到医院就诊，以免耽误病情。

吃饭易呛咳是病吗

咽喉部有丰富的神经分布，在受到呛水等误入的异物刺激时，则产生防御反射性剧咳，迫使异物排出，起保护下呼吸道的作用。了解了喉在呼吸和吞咽过程中的作用，就可以解决为什么吃饭的时候说话容易发生呛咳了。其实人吃饭吞咽时会厌把喉口遮盖住，此时就相当于憋气。这时如果正好要说话，人便会吸气，而食物此时正在喉咽部，极易随空气误入气管，引起剧烈呛咳。所以人不要在吃饭的时候说话，特别是口中有食物的时候。尤其小儿和老年人的咽喉部神经不健全或反应迟钝，更应细嚼慢咽。正常人可偶尔发生食物"走错门"的情况，但如果经常发生，则要查找原因。一般来说，咽喉部的神经支配不协调是引起此种情况最常见的原因，如脑萎缩、腔隙性脑梗死、脑血管意外后遗症等。而咽喉局部的神经支配受到损伤也可以发生这种情况，如会厌炎症、肿瘤，舌根肿瘤、喉部肿瘤等。

扁桃体发炎会引起肾炎吗

一般扁桃体发炎常由细菌感染引起，主要为乙型溶血性链球菌，还有葡萄球菌、肺炎双球菌；细菌和病毒混合感染的也不少见。如果我们饮食不洁、烟酒过度、劳累焦躁、加上受凉等诱发因素，存在体内的病原体大量繁殖，易引起扁桃体发炎。如果是乙型溶血性链球菌感染，容易引起机体内的变态反应，其复合物在肾脏的堆积，即可导致肾小球肾炎了。

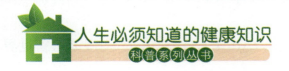

反复发热、咽痛要切扁桃体吗

扁桃体能对付侵入机体的各种微生物，起到抗病作用，被称为人体的"健康卫士"，是病原微生物进入人体的第一道防线。所以，非到不得已，应该保留扁桃体。但一些情况下，扁桃体的炎症已经形成不可逆的炎症，称为病灶，特别是有各种并发症，如肾炎、风湿性关节炎、风湿热、心肌病、长期低热等，带来了较大的负面影响，保留扁桃体已经是弊大于利了，就不得不将其摘除。

在下述情况时，应选择手术切除扁桃体：①由于扁桃体经常发炎（一年平均3次以上），影响了呼吸、发音、吞咽等；或引起睡眠呼吸暂停综合征（因扁桃体肥大堵塞引起呼吸不畅，睡眠时舌根后坠更加重咽部堵塞，引起打鼾、憋气，甚至呼吸暂停）；或是儿童因扁桃体经常发炎而明显影响身体发育。②扁桃体虽不经常发炎，但每次发病都与风湿性关节炎、心脏病及肾炎有密切关系。③扁桃体上长有良性肿瘤时，需要一并切除肿瘤所在的一侧扁桃体，或考虑扁桃体恶性肿瘤需要活检时，也可沿被膜摘除一侧扁桃体。

慢性扁桃体炎是耳鼻喉常见病、多发病之一，而且常见于青少年，虽说是小毛病，但"蚁穴虽小，溃堤千里"，不能掉以轻心，固守己见。

咽喉肿痛为什么也会危及生命

喉是呼吸道最狭窄的地方，因此喉部发生病变出现狭窄引起呼吸困难最常见，特点为：吸气性呼吸困难，吸气阶段延长而费力，病情重者可出现三凹症，即胸骨上窝、锁骨上窝、肋间隙在吸气时凹陷。喉部的感染性疾病，如小儿急性喉炎、急性会厌炎（水肿型），扁桃体周脓肿扩散至咽旁间隙、咽后间隙，这些情况都会引起咽喉肿痛，也会堵塞气管，这些疾病起病急、病程短，要及早、足量应用抗生素及糖皮质激素，必要时给予镇静治疗，严重的需紧急气管切开。

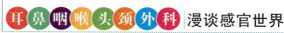

咽喉有异物怎么办

随着人们生活水平的不断提高，医生在这里给爱吃鱼的朋友提个醒：吃鱼小心点好，卡了鱼刺应及时到医院就诊。

进食时咽喉部卡了鱼刺是耳鼻喉科最常见的急诊之一，医生常常听到一些患者自以为是的"秘方"，结果弄得鱼刺越卡越深，增加了医生诊治的难度，甚至出现一些不该有的并发症。

现在列举一些错误的"秘方"来告诫卡鱼刺的朋友们。

1）最多见的是大口吃米饭、馒头或是青菜等将鱼刺咽下去。此举不仅难于带走卡住的鱼刺，反而可能使鱼刺越卡越深，甚至卡在食管里引起致命的并发症。

2）许多患者说：都喝了一瓶醋了，也没将鱼刺融化掉，结果咽喉黏膜都泡红肿了，鱼刺还卡在喉咙中。其实，您可将一根鱼刺泡在装有醋的碗中做个小试验，看鱼刺能消失否？显然，不管泡多久鱼刺仍然会在碗中。

3）第三种人喜欢用手指伸到咽部去抠鱼刺，结果把鱼刺像按钉子一样扎进黏膜下，甚至抠破黏膜出血或形成咽部血泡。

4）还有些朋友说只要吃鱼就卡刺，这主要是一些不良的进食习惯所致，如狼吞虎咽，进食时爱说笑嬉闹、注意力不集中等。

5）还有一些老年患者说，吃了一辈子的鱼，却卡了鱼刺，还要跑到医院去，怕被别人笑话，而选择不就诊，直到咽部发炎、发烧、吃不进饭了才来医院。结果有些患者来医院就诊时已出现咽部脓肿。

医生建议

1）鱼刺卡在咽喉后应马上停止进食，并尽量减少吞咽动作，防止鱼刺卡到食管里。
2）不要大量喝醋，以免加重咽喉及食管黏膜发炎。
3）不要用手指去抠咽喉里的鱼刺，以免鱼刺卡深或鱼刺脱落移位。
4）改变不良的进食习惯，细嚼慢咽。
5）卡鱼刺后应及时到医院就诊，认识到鱼刺卡咽喉的危害性。

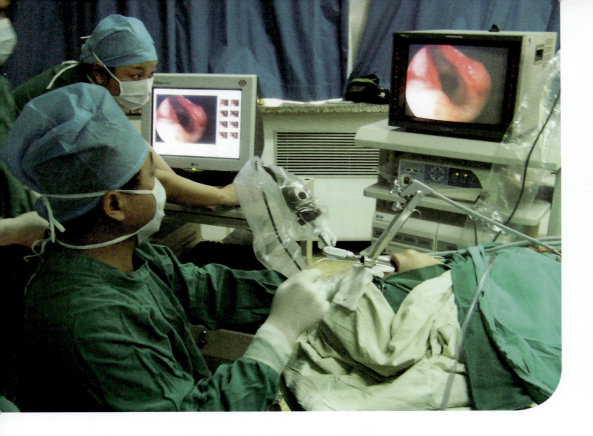

气管与支气管有异物怎么办

气管与支气管异物多发于儿童，尤其是2~5岁多见。

气管与支气管异物有哪些

按异物性质来分：有植物性、动物性、矿物及化学合成品等，其中植物性异物最多，如花生米、玉米粒、西瓜籽、葵花籽、南瓜子、各种豆类。其次是化学合成类异物，如橡皮、塑料玩具、珍珠粒、假牙、笔帽、玻璃珠等。动物性异物较少，如鱼刺、虾皮、骨头等。再次是矿物性异物，如图钉、硬币、螺丝钉、回形针、弹头、石子等。

气管与支气管异物的症状怎样

异物进入气管时，人们会出现剧烈咳嗽、憋气、面色青紫等。若异物小，附着于气管壁上，症状可能缓解，此时家长切忌认为异物没了。异物阻塞部分气管可以出现哮鸣音。严重患者出现呼吸困难，甚至窒息死亡。若异物时间长，可能并发肺炎或肺脓肿。

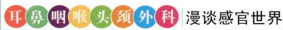

发生气管与支气管异物该怎么办

只要有异物吸入病史，就应该到医院就诊。手术取出异物是最好和唯一的方法。千万不可麻痹大意，这是一种很危险的疾病。如有呼吸困难应立即手术，防止窒息和并发症。

怎样才能避免如此危险的疾病呢

加强教育，重在预防，认识到此病的危害性。

1）避免给2~5岁以下的孩子吃花生米、瓜子和豆类等。

2）不要口中含上述可能形成异物的危险品，包括儿童玩耍时及成人工作时。

3）进食时不要哭闹嬉笑，以免深吸气时异物误入气管与支气管中。

4）发现儿童口中含异物时，应劝其吐出，不可强行掏出。

5）活动假牙固定可靠，避免脱落误入气道，昏迷及全麻术后的患者应取出假牙。

食管有异物怎么办

食管异物多因进食时不小心误吞所致，多见于老人和儿童。异物以动物性异物最常见，还有金属类异物、化学类异物、植物性异物。

食管异物有哪些常见的病因呢

①进食匆忙、注意力不集中误咽鱼刺、鸡鸭骨头、大肉块、枣核等；②儿童口中含物玩耍嬉闹误吞如硬币、玉器、笔套、瓶盖等；③成人工作时含物误吞，如铁钉、图钉、打火机；④老人咀嚼功能差，口中感觉不灵敏误吞假牙；⑤自杀企图及故意吞异物，如刀片、发卡；⑥食管本身病变如肿瘤、狭窄等。

食管异物会带来哪些不舒服的症状呢

这与异物的性质、大小、形状、停留于食管的位置和时间有关。①吞咽困难，重者进水都困难，小儿常伴有流口水症状；②吞咽疼痛，特别是尖锐异物或继发食管感染时明显，疼痛常位于颈根部或胸部正中线；③大的异物除了阻塞食管，还可能

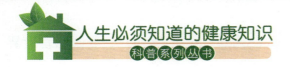
阻塞喉咙，出现呼吸困难；④并发症：食管穿孔破裂、食管周围感染发炎、气管与食管瘘道大血管破裂致命性大出血、严重者死亡等。

出现食管异物该怎么办

如果不小心误吞了异物应该及时到医院就诊，千万不能吞咽馒头及饭菜，那可能导致致命性并发症的发生。到医院做个X线检查或行食管镜检查，医生诊断后便可以手术取出异物。

怎样防止食管异物的发生呢

①进食时细嚼慢咽，不要大声说笑，避免误咽异物；②教育儿童不要口中含物玩耍嬉闹，成人工作时也不要把异物放在口中，老人注意固定好假牙；③食管本身病变时容易存留异物，应尽早到医院检查。

咽喉部有哪些良性肿瘤

咽喉良性肿瘤包括乳头状瘤、血管瘤、纤维瘤、软骨瘤、黏液瘤、神经纤维瘤和纤维血管瘤等。

咽喉部有哪些恶性肿瘤

咽喉恶性肿瘤95%为鳞状细胞癌，且大多数分化较差。故极易发生颈部淋巴结转移。还有腺样囊性癌、肉瘤、恶性淋巴瘤等。

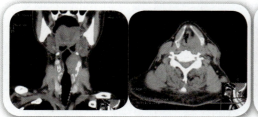

下咽癌

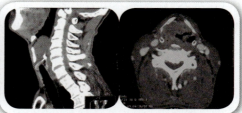

喉恶性肿瘤

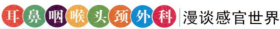

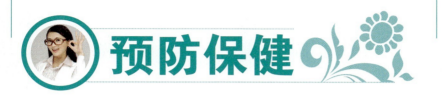

加强体育锻炼 防止咽喉病

　　咽喉部是人体防御疾病的第一道防线,人体免疫力下降首当其冲易患咽喉部疾病。据有关调查统计,目前我国70%的白领人群患有不同程度的"办公病",其中咽喉炎症名列首位,且咽喉疾病的发病率在各种人群中呈逐年上升趋势。空气污染、烟酒过度、食物辛辣容易引发咽喉口腔疾病,尤其是生活节奏快,工作压力大导致人们精神紧张,使咽喉口腔疾病成为都市人的常见病,其中办公室白领人群的发病率最为突出。对于这些人,应该注重劳逸结合、放松心情、加强体育锻炼,使得身体的免疫力得到提高,从而能有效降低咽喉疾病的发生率。

中药是保护嗓子的好帮手

　　中医学认为,慢性咽喉炎主要是阴虚、血瘀,患者常有情志抑郁,咽中似有异物,咯之不出,咽之不下,嗳气胸闷等症状。肺、肾阴虚是咽喉痰病产生的首要因素,"肺属金,唯金则鸣"。肾气阴虚,肾水耗竭,津少干枯,上不能滋润咽喉,下不能通调水道,脏腑功能失调时,咽喉首当其冲,产生诸多病变,故治疗重在调理肺、肾二脏,同时佐以活血化瘀治疗,此病即可获得痊愈。常用中成药包括西瓜霜、黄氏响声丸、金嗓散结丸、金嗓开音丸等。

（本章编者：孙悍军、赵龙珠、李红云）

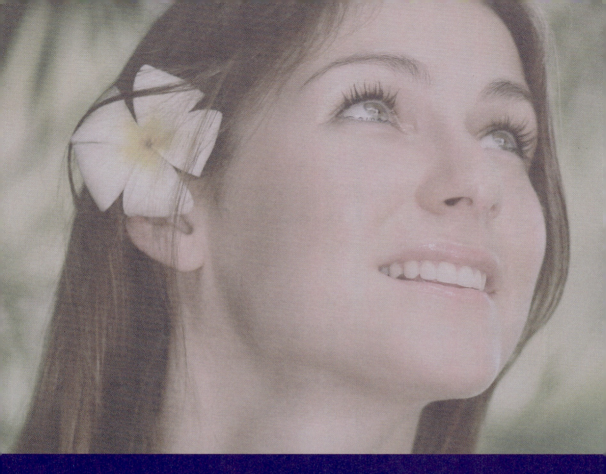

TOUJING
——JINGJING YOUTIAO

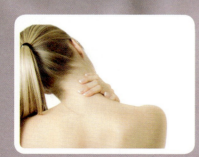
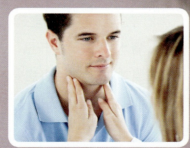
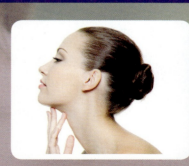

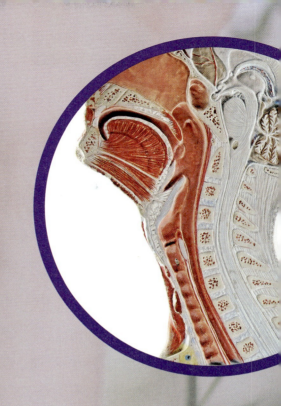

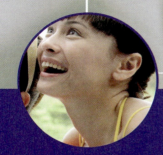

头颈
——颈颈有条

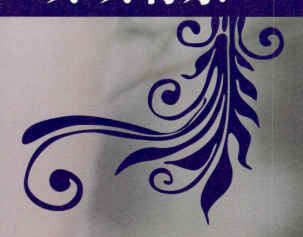

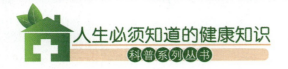
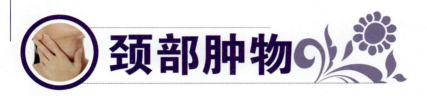

颈部肿物

颈部肿块有哪些

颈部连接头部和胸部，上起颅底，下连胸腔入口，后有1~7颈椎。颈部包括咽、喉、气管、食管、甲状腺、颈动静脉、迷走神经等重要器官。颈部肿块为一种临床体征，不是一种疾病，而是许多疾病的表象。颈部为上呼吸道和上消化道的所在地，易受外界的刺激和损伤而出现感染性包块；颈部是头部及全身淋巴汇总处，全身所有部位，尤其是头颈部的恶性肿瘤容易形成转移性包块；颈部组织来源于三个胚层组织，在胚胎发育过程中可能形成先天性包块；体内最大内分泌腺体甲状腺也位于颈部，形成甲状腺包块；颈部上为口底、舌根，下方为锁骨下区、胸膜尖及纵隔等，这些邻区发生肿胀，常波及颈部，颈部肿块显得更为多样性。所以颈部肿块病因较为复杂，涉及内科、外科、儿科、血液科、口腔科、耳鼻咽喉科、肿瘤科等，易误诊误治，产生不良后果。颈部肿物依发生原因及病理分为新生物肿物、炎性肿块、先天性肿物三类。

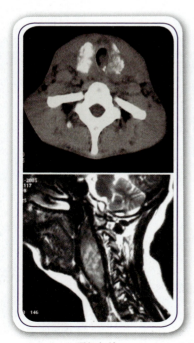

颈部包块

颈部肿块的"80%规律"和"七字律"是怎么回事

颈部肿块的发病率约占全身包块的3%～4%。颈部肿块的临床表现具有一定的规律性，Skandalakis提出80%规律：成人颈部肿块多为良性肿瘤，约占80%，恶性肿瘤少见；恶性肿瘤中以淋巴结转移为主，约占80%；转移到中颈、上颈的恶性肿瘤大多来自口腔、鼻腔、咽和喉，约占80%；转移至下1/3颈部及锁骨上区的恶性肿瘤多来自下呼吸道、乳腺、泌尿系等处的恶性肿瘤，约占20%。根据病程的长短Skandalakis总结了3个7规律，即7天者多为炎症，7月者多为肿瘤，7年者多为先天性肿块。这些规律只是划出了粗略的轮廓，不能机械地套用，而应结合各方面的资料综合考虑。

为什么要十分警惕颈部肿块

成人颈部肿块中恶性肿瘤中有80%为淋巴结转移癌，也就是其他部位的癌肿转移到颈部来，即发现时已不是癌症早期了。颈部淋巴转移癌中，80%是头颈部恶性肿瘤转移，也就是常提到的鼻咽癌、喉癌、下咽癌、鼻窦癌、甲状腺癌等。

颈部肿块诊断需要

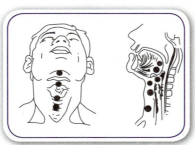

颈淋巴结

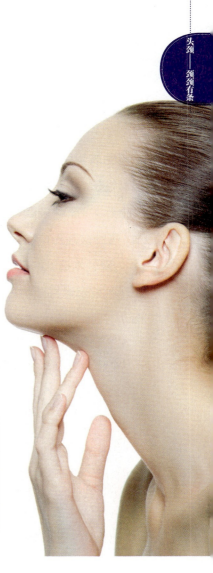

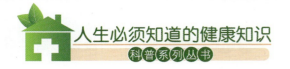
做全面详细体格检查，检查颈部肿块位置、大小、硬度、有无搏动、压痛及放射痛、活动度等。根据体检结果，颈部B超、CT和磁共振检查可以大致确定包块大小、位置、性质。细针穿刺细胞学检查是颈部肿块重要的确诊手段，不能确诊者可做颈部肿块活检，切片病理检查可以明确淋巴结性质，并提供原发灶的可能来源。

颈部先天性肿块包括哪些

甲状舌管囊肿及瘘管 约占颈部先天性肿块的70%，表现为颈前正中线的囊性肿物，多位于舌骨附近，囊肿随吞咽而上下移动，张口伸舌时囊肿被向上牵拉，合并感染可出现红肿，破溃，时间长了形成瘘管。

鳃裂囊肿及瘘管 鳃裂囊肿位于颈侧部，多为单侧，沿胸锁乳突肌前缘，触之为囊性感。由于囊壁淋巴组织丰富，而且与咽部淋巴组织相互联系，故咽部或口腔发生感染时，鳃裂囊肿也随着发生感染而增大、疼痛及压痛明显，甚至引起呼吸困难。囊肿破溃形成瘘管。

囊性水瘤 是来源于胚胎性淋巴管发育异常，90%发生于2岁以内的儿童，临床表现颈前部囊性肿物，有波动感，可透光。嘱患者做吞咽动作时，肿物随吞咽而上下移动。手术切除可治愈。

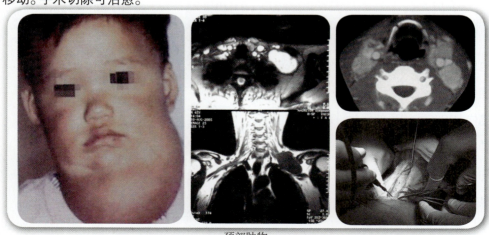

颈部肿物

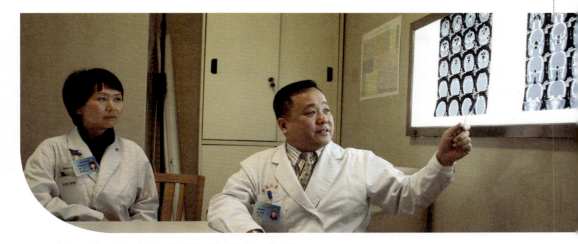

颈部炎症性肿块包括哪些

咽旁脓肿　属颈深部感染，累及咽旁间隙颈动脉鞘，有咽部感染史，颈部皮肤发红、热、痛，肿胀如板状硬，有张口困难和吞咽困难。

耳源性颈部脓肿　有中耳炎乳突炎史，感染在乳突尖端于二腹肌下扩散，形成颈深部脓肿。

急、慢性淋巴结炎　感染原发灶多来自鼻、扁桃体、咽、牙齿等，引起颈淋巴结发炎，局部红肿、疼痛，有压痛，白细胞增多。慢性淋巴结炎病程长，症状轻，常发生在下颌下区颈深部，淋巴结较小，可活动，压痛不明显。

结核性淋巴结炎　多发生在青年，可以是原发性，也可以是继发于肺、腹腔等处的结核病灶，表现为淋巴结肿大，有淋巴结周围炎，当多个淋巴结粘连干酪性变后，触诊有波动感，形成寒性脓肿，破溃后形成脓瘘及瘢痕。淋巴结核多发生于颌下、胸锁乳突肌缘及锁骨上，病人多数有结核的乏力、低热、盗汗、消瘦等中毒症状。

甲状腺炎　甲状腺炎有三种类型：①急性化脓性甲状腺炎，多继发甲状腺结节的变性坏死，腺体肿胀、有压痛、反射性耳痛和压迫气管症状；②亚急性甲状腺炎，常发生于上感或流行性腮腺炎，可能是病毒感染；③慢性炎症是一种自体免疫病，血液中抗甲状腺球蛋白自体抗体增高，甲状腺组织被大量淋巴细胞浸润，形成滤

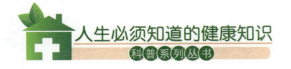
泡，腺体弥漫性肿大，表面光滑，质较硬。

颈痛　指颈项部皮肤受葡萄球菌从毛囊侵入引起化脓性感染，由于该处皮肤韧厚，感染沿脂肪柱下延至颈筋膜，并向四周扩散，进入毛囊而发生多个脓头，伴有剧痛和全身感染症状。

颈部良性肿块包括哪些

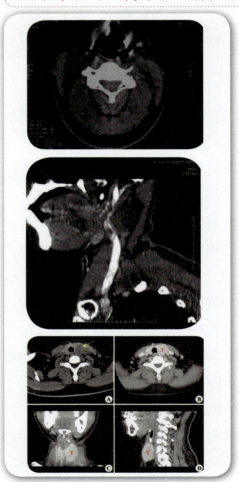

甲状腺肿物

颈动脉体瘤　颈动脉体是一种化学感受器。颈动脉体瘤生长缓慢，多位于下颌角下方颈动脉三角胸锁乳突肌之前缘，为单个圆形或椭圆形的肿块，触之似硬橡皮，左右可移动，但上下移动受限，有时可扪及血管搏动和听到血管杂音。

神经鞘瘤　是神经组织的一种良性瘤，多来自交感神经和迷走神经，生长缓慢。质地坚韧，压之不痛，多位于颈前三角区、咽旁及锁骨上区，与皮肤及周围组织无粘连。肿瘤可以压迫颈交感神经出现霍纳综合征，即患侧眼睑下垂、瞳孔缩小、眼球内陷，同侧颜面潮红，汗少等症状。

涎腺混合瘤　腮腺混合瘤多见，表现为耳前和耳垂下肿块；颌下腺混合瘤位于下颌下三角，症状不明显，常因偶然发现下颌下三角表面光滑的肿块而就诊被发现。

甲状腺腺瘤 多见于女性。多为单发的肿块，可随吞咽而上下运动，大部分患者无任何症状。临床上绝大部分是滤泡状腺瘤，但瘤体不断增大可引起周围正常甲状腺组织坏死、钙化、出血和恶变。若甲状腺腺瘤血液循环不足，在结节内发生退行性病变，引起囊肿形成时称甲状腺囊腺瘤；若腺瘤内出现乳头状改变者，称乳头状腺瘤，其恶变可能较大。

恶性淋巴瘤引起的颈部肿块有什么特点

恶性淋巴瘤是原发于淋巴结或其他淋巴组织的恶性肿瘤，多发于5~12岁儿童。临床以浅表淋巴结无痛性进行性肿大或伴发热、消瘦及肝脾肿大为特征。根据瘤组织细胞特点可分为霍奇金淋巴瘤(HL)和非霍奇金淋巴瘤(NHL)两大类。颈淋巴结肿大是非霍奇金淋巴瘤的常见症状，肿块为无痛性、进行性增大。质硬，早期可活动，后期淋巴结融合成团，不易推动。发生于扁桃体、鼻咽、舌根等处的淋巴瘤，可相应产生鼻塞、血涕，吞咽困难、听力下降的症状。而霍奇金淋巴瘤所致的淋巴结肿大多为双侧性，并有发热、肝脾肿大、消瘦、乏力等全身症状。

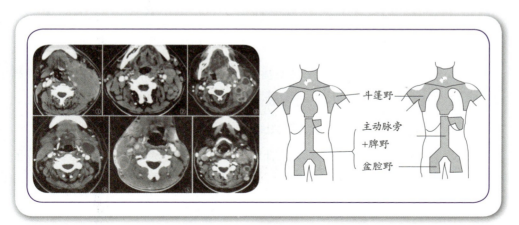

颈部肿物

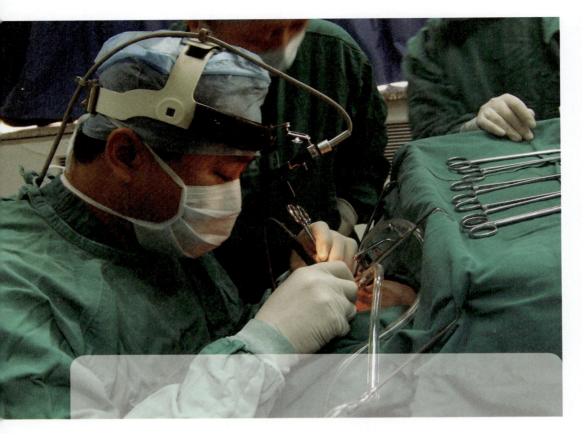

颈淋巴结清扫术的分类及颈清扫术分类

颈淋巴结清扫术

1）颈选择性清扫术（END）；这是指患者颈部尚没有临床可确诊的淋巴结转移（cN_0），但根据原发灶情况（肿瘤部位、病理分化程度、分期、以往治疗等）来判断，有较大可能伴有潜在淋巴结转移，由经治医师决定需要进行颈清扫术者。

2）颈治疗性清扫术；这一手术是针对患者颈部已有淋巴结转移（cN_{1-3}）而进行的。

颈清扫术

1）颈全清扫术或称颈经典清扫术：根据解剖部位，切除腮腺尾部、胸锁乳突肌、肩胛舌骨肌、颈内和颈外静脉、颈横动脉、副神经、颈丛神经等，连同这一解剖范围内的淋巴结（通常为颈内静脉淋巴结上、中、下组，颈后三角淋巴结及锁骨上淋巴结）全部切除。

2）颈改良性清扫术或称颈功能性清扫术：在这一手术中保留胸锁乳突肌、颈内静脉和副神经，即为"三保留"手术。有的学者还主张保留颈丛神经，通常适应于颈部转移淋巴结在3厘米以下的病例（N1）。

颈部转移性癌肿块有哪些特点

癌细胞经淋巴液转移有一定的规律。鼻咽癌颈淋巴结转移率最高，多先转移到同侧乳突尖下方和二腹肌后腹之间的淋巴结，再向颈内静脉淋巴结扩展；而鼻腔、鼻窦、口腔、口咽癌则多先发生同侧颌下区淋巴结转移，然后再向颈内静脉淋巴结上区扩展；喉癌声门上型发生颈部转移机会较多，先向颈内静脉上区淋巴结转移，然后再向中下区转移；甲状腺癌则多转移到气管食管沟淋巴结和颈前淋巴结，再向颈内静脉中下区转移；胸锁乳突肌后面的颈后三角区转移癌较少见，偶见于结核性淋巴结肿大和恶性淋巴瘤。锁骨上区是转移癌最多发生的部位，左侧多来源于消化道的转移癌，右侧多见于肺部的转移癌。乳腺癌多发生于同侧腋下和颈部淋巴结肿大。癌转移淋巴结的局部特点为肿块固定、质地坚硬、生长快、与周围组织粘连。

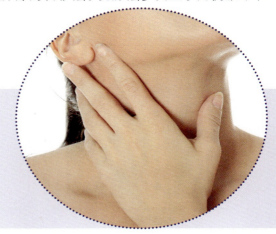

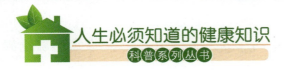

甲状腺疾病

甲状腺是一个什么样的腺体

　　甲状腺是人体最大的内分泌腺体，位于颈部甲状软骨下紧贴在气管第三、第四软骨环前面，由两侧叶和峡部组成形成一个"H"字形，犹如颈前一只张开翅膀的蝴蝶。甲状腺平均重量成人20～25克，女性略大略重。甲状腺后面有甲状旁腺4枚及喉返神经。血液供应有上下左右四条动脉，所以甲状腺血供较丰富，腺体受颈交感神经节的交感神经和迷走神经支配。甲状腺的主要功能是合成和分泌甲状腺素。甲状腺素分泌量由垂体细胞分泌的促甲状腺激素（TSH）调节；而TSH则由下丘脑分泌的甲状腺激素释放激素（TRH）控制，从而形成下丘脑—垂体—甲状腺轴，精细地调节甲状腺分泌甲状腺激素。但另一方面，血液中甲状腺激素水平的高低，也反馈垂体TSH的分泌量。

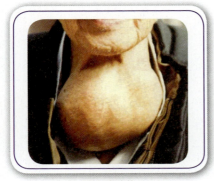

甲状腺肿物

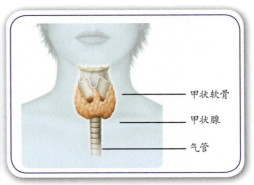

甲状软骨
甲状腺
气管

甲状腺

什么是甲状腺激素，它的功能是什么

甲状腺分泌的甲状腺激素分为三碘甲腺原氨酸（T3）和四碘甲腺原氨酸（T4）两种，其中绝大部分是T4，T3与受体结合力和生物活性均为T4的5～10倍，但T3在身体内代谢非常快，是一种作用强但寿命短的激素。T4含有4个碘分子，经过肝脏和肾脏分解掉1个碘分子转化为T3，这种变化受体内调节功能的调节，能量充足时T4化为T3，饥饿时转化被抑制。

甲状腺激素调节机体的新陈代谢过程。如果儿童时期出现甲状腺激素不足，会引起智力和神经系统发育障碍，严重的引起弱智和呆小；甲状腺激素能增加全身组织细胞的氧消耗及热量产生，促进蛋白质、碳水化合物、脂肪三大营养物质分解产生热量以维持体温恒定，含量不足时会引起低体温、畏寒等症状。

甲状旁腺的位置和生理作用如何

甲状旁腺是扁椭圆形的小腺体，呈黄褐色，常位于甲状腺两侧后壁，有的埋藏在甲状腺组织内，或位于胸腔纵隔中。约有93.5%的人有两对，也有多至5个或仅有2个者。正常人每个甲状旁腺重约30～50毫克，大约6.5毫米×3.5毫米×1.5毫米。腺体有较丰富的血液供应，由主细胞和嗜酸粒细胞组成。主细胞含丰富的糖原，是分泌

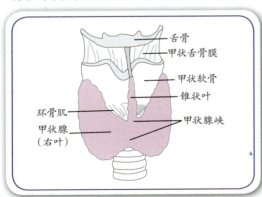

甲状腺及甲状腺旁腺（前面观）

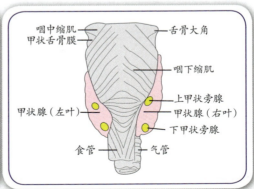

甲状腺及甲状旁腺（后面观）

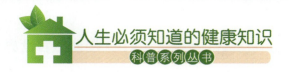
甲状旁腺激素（PTH）的细胞。当分泌活跃时，胞浆中有大量的分泌颗粒。嗜酸粒细胞不含糖原而含嗜酸颗粒，胞体较大、胞浆染色呈嗜酸性反应，不分泌激素，一般认为是退化的主细胞。

甲状旁腺分泌的激素的功能为调节钙的代谢，维持血钙平衡，分泌不足时可引起血钙下降，出现手足搐搦症；功能亢进时则引起骨质过度吸收，容易发生骨折，长时间亢进容易引起身体缩短。故有些人出现上述症状时应考虑是不是与甲状旁腺功能失调有关。

甲状舌管囊肿怎么治疗，它与甲状腺有关吗

甲状舌骨囊肿是一种与甲状腺发育有关的先天畸形，多表现为颈前中线舌骨和甲状软骨间隙的囊性肿物，并能随伸舌或吞咽时上下移动。囊肿可多年无变化和症状；但如果并发感染，可出现红、肿、热、痛及全身感染症状。感染性囊肿破溃后，可形成难以愈合的瘘管。治疗宜采用手术切除瘘管、囊壁和舌骨的中1/3段。为了排除异位甲状腺可能，术前需行甲状腺核素扫描或颈部甲状腺彩超，避免切除后出现甲状腺功能低下；另外，颈部增强CT有助于判断囊肿或瘘管的毗邻，有助于手术。手术一般为择期，2岁以上患者均可以治疗。如囊肿位于舌根部并出现呼吸困难，则应尽早切除。经手术彻底切除囊壁和瘘管后很少复发。

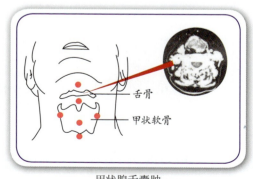

甲状腺舌囊肿

甲状腺会出现急性化脓性炎症吗

甲状腺血液循环丰富，急性炎症少见，但是甲状腺肿患者甲状腺发生急性化脓性炎症较常见，大都由于口腔或颈部化脓性感染而引起。病原菌为葡萄球菌、链球菌和肺炎双球菌，感染局限于甲状腺肿的结节或囊肿内时，因不良的血液循环易形成脓肿。临床表现为数日内甲状腺或甲状腺周围肿胀，有压痛和波及至耳、枕部的疼痛。严重的可引起压迫症状：气促、声音嘶哑、甚至吞咽困难等。腺体组织的坏死和脓肿形成可引起甲状腺的功能减退。发病期间患者全身可有体温增高、血中白细胞升高等。治疗上应局部早期宜用冷敷，晚期宜用热敷，全身给予抗生素。形成脓肿后应早期行切开引流，以免脓肿破溃波及气管、食管和纵隔。

甲状腺肿大有哪几种类型

正常情况下，甲状腺是触摸不到的；肿大不明显时可以用手触摸到；肿大继续发展后肉眼即可以观察到。甲状腺肿大是甲状腺疾病最常见的临床表现。根据病史分析和临床表现，甲

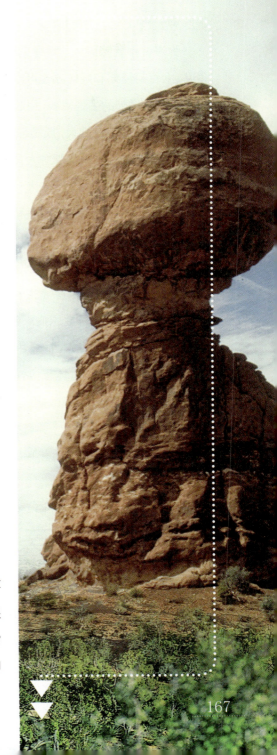

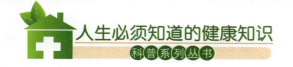

状腺肿大也可分为以下几类。

弥漫性甲状腺肿大 青春期或青春期后期发生的生理性代偿性甲状腺肿，女性多见，女性月经期和妊娠期也可出现甲状腺肿。这是由于身体内甲状腺激素的合成不能满足不断增加的生理需要，引起甲状腺代偿性肿大。此种类型甲状腺多为均匀的、弥漫性的、对称性的肿大，质地较软，或中等硬度，甲状腺功能正常，多无局部压迫表现。而病理性弥漫性甲状腺肿大见于原发性甲状腺功能亢进和桥本氏甲状腺炎。

结节性（局部）甲状腺肿大 结节性甲状腺肿大分为良性的腺瘤、结节性甲状腺肿、囊肿和恶性甲状腺肿瘤（癌和淋巴瘤）。

1）腺瘤是良性甲状腺肿瘤，女性的发病率略为男性的4倍。发病年龄多在甲状腺功能活跃时期，50岁以后发病逐渐下降。甲状腺腺瘤多为单发的、有完整较厚包膜的、形态单一的结节，腺瘤生长缓慢，若腺瘤合并有甲状腺功能亢进症状时称功能亢进性腺瘤，亦称毒性腺瘤。治疗上以手术切除治疗为主。

2）结节性甲状腺肿是由于甲状腺激素的轻度合成障碍所致引起组织的增生退行性变，血清T4下降，垂体反应性的分泌TSH轻度增高，引起甲状腺肿。由于甲状腺肿是代偿性的，所以大多数病人的甲状腺功能是正常的。多数临床无症状，仅在体格检查时发现甲状腺肿大，并可有结节；若甲状腺向胸骨后肿大形成胸骨后甲状腺肿，可以压迫气管和食管引起呼吸困难和吞咽困难；年龄较大的人可以出现多结节性甲状腺肿。

3）囊肿是指在结节内部存在聚集的液体，较大的囊肿从颈部触诊时可有波动感。腺瘤和结节性甲状腺肿内的细胞退行性变和出血均可形成甲状腺囊肿。B超可见囊肿呈液性暗区，无血流信号。囊肿在性质上多为良性，可在B超引导下穿刺抽吸出囊肿内液体，配合注射无水乙醇硬化囊肿效果更佳；但对生长迅速或复发、囊实性包块应密切观察，可考虑手术切除。

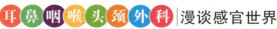

感冒受凉后出现
甲状腺局部肿大疼痛是怎么回事

　　如果感冒受凉后出现甲状腺局部肿大疼痛，可能是患上了亚急性甲状腺炎（简称亚甲炎）。此病多见于30～50岁的成人，女性发病率较男性为高。一般认为本病与病毒感染有关，起病急骤，多数患者继发于流行性感冒、流行性腮腺炎等病毒感染。本病临床症状变化很大，如有的以甲状腺局部迅速肿大，剧烈疼痛为主要表现，而全身症状不甚明显；也有的因发病急骤，全身症状特别严重，而忽略了甲状腺的局部症状和体征，故本病极易引起误诊或漏诊。治疗上给予糖皮质激素治疗，泼尼松开始剂量为早上顿服20毫克/天，连用2周后减量，每1周减服5毫克，连续服药防止复发；同时可以加用甲状腺素片。抗生素治疗无效。

甲状腺的慢性炎症包括哪些疾病

　　1）慢性淋巴细胞性甲状腺炎亦称桥本氏甲状腺炎，为自身免疫病。此病好发于30～50岁的女性。起病缓慢，患者多为双侧甲状腺对称性、无痛性、弥漫性肿大，也可单侧肿大，质硬，多伴有甲状腺功能低下，无特殊症状。治疗上给予口服甲状腺素，有气管压迫症状时可部分切除甲状腺缓解气道阻塞症状。

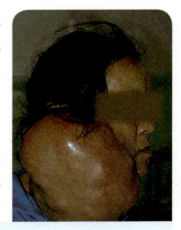

　　2）慢性木样甲状腺炎又称Riedel氏病，甚少见，主要发生在中年妇女，病因不明。病变多从一侧开始，甲状腺甚硬，表面略呈结节状，与周围明显粘连。临床常有甲状腺功能低下。临床怀疑此病时应手术探查，排除甲状腺癌，同时部分切除甲状腺以免压迫气管。

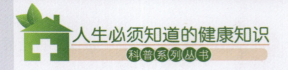
什么是甲状腺功能减退症

甲状腺功能减退症，简称甲减，是指甲状腺功能低下，不能合成和分泌足够的甲状腺激素来满足机体的需要，使人对外界各种变化和刺激反应低下，轻者出现肥胖、乏力、易疲劳、贪睡、皮肤干燥和便秘，严重者出现记忆力减退、肌肉关节疼痛、黏液水肿、不孕不育等。目前我国约有4000万甲减患者，其中包括不少亚临床甲减，即临床表现不明显或不典型，但血液中TSH升高，T3和T4均正常。每年约5%的亚甲减患者发展为临床甲减，即患者出现甲减临床表现，血液中TSH升高，T3和T4均下降。

桥本氏甲状腺炎是怎么引起甲减的

桥本氏甲状腺炎初期无症状，仅表现为甲状腺肿大，随着慢性炎症的发展，被免疫细胞攻击的甲状腺滤泡细胞数目增多，引起甲状腺素合成的减少，导致甲状腺功能低下。在疾病的过程中，免疫细胞以滤泡细胞中蛋白和过氧化物酶为抗原产生抗体，所以桥本氏甲状腺患者血液中甲状腺球蛋白抗体（TgAb）和过氧化物酶抗体（TPOAb）的滴度是增高的，尤其是TPOAb持续升高更是确诊桥本氏甲状腺炎的指标。

桥本氏甲状腺炎需要手术治疗吗

一般来说，桥本氏甲状腺炎不适合手术治疗，只要给予适量的甲状腺素替代治疗即可。但是如果患者甲状腺明显肿大，出现气管压迫呼吸困难等症状，且药物治疗效果不明显者；怀疑有恶变或伴有甲状腺结节并逐渐增大者，可以考虑手术治疗。而且术后应密切随访甲状腺功能，并继续给予甲状腺素替代治疗，以防出现黏液性水肿。

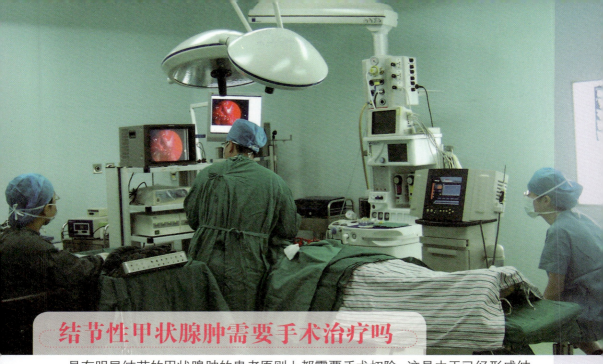

结节性甲状腺肿需要手术治疗吗

具有明显结节的甲状腺肿的患者原则上都需要手术切除,这是由于已经形成结节的甲状腺组织无法恢复正常的组织形态,并使其周围正常的甲状腺组织被挤压、变性和坏死,最终影响甲状腺功能。对于结节性甲状腺肿已经影响美观,影响呼吸和吞咽的胸骨后甲状腺肿亦需要手术治疗。手术方式多采用单纯切除结节,并将可疑结节术中送冰冻切片,若是恶性则行腺叶切除术或次全切除术;而胸骨后甲状腺肿患者若甲状腺与胸膜顶粘连严重的,可以胸骨劈开联合切除。

甲状腺恶性肿瘤有哪些

1) 甲状腺癌:其中乳头状腺癌约占75%;滤泡状癌占10%~15%;髓样癌占3%~10%;未分化癌占5%~10%。其中,乳头状腺癌和滤泡状癌属于分化型甲状腺癌,肿瘤的恶性程度相对较低,预后好。

2) 甲状腺恶性淋巴瘤:单独原发于甲状腺者极少,常为全身性恶性淋巴瘤的一部分,预后差。

3) 转移癌罕见。

4) 甲状腺肉瘤等其他原发恶性肿瘤极罕见。

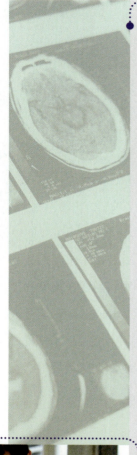

如何判断
甲状腺肿瘤的良性和恶性

首先要看肿瘤是否在甲状腺上。如果肿物随着吞咽过程上下活动就说明在甲状腺上。当确定不了就需要采取其他辅助检查方式（如B超）；然后还要鉴别一下是否存在甲状腺功能亢进和甲状腺功能减退的情况。如果有甲状腺功能亢进或者甲状腺功能减退就需要进行相应的治疗。

鉴别到底是良性肿瘤还是恶性肿瘤需要进行综合判断，尤其当有如下情况的甲状腺肿物时，要高度怀疑甲状腺癌的可能。

青春期前的儿童和60岁以上的男性患者出现的单发性实性结节，恶性的可能性比较大；

一般多发性的肿瘤良性的可能性比较大，而单发性的肿瘤往往是恶性的；

肿物短期内生长速度非常快并且出现压迫症状者；

如果触诊发现肿物很硬或者周围淋巴结肿大或者粘连在一起者；

术后又出现的甲状腺肿物或者颈部肿大的淋巴结者；

肿物质硬，表面不平者；

B超提示肿物界限不清、包膜不完整、肿物内部不均质、有丰富血流、细沙砾钙化、有乳头状结构者。

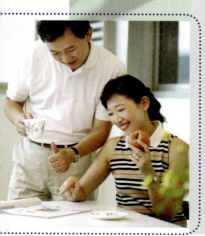

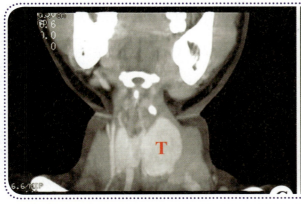
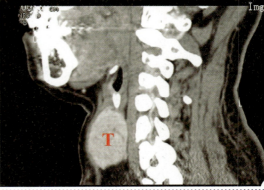

甲状腺癌是由什么原因引起的

　　具体确切的病因目前尚难肯定，但流行病学调查和肿瘤实验性研究和临床观察表明甲状腺癌的发生可能与下列因素有关。

　　放射性损伤　在临床上，很多事实说明甲状腺癌的发生与放射线的作用有关，尤其在婴幼儿时期曾因胸腺肿大或淋巴腺样增殖而接受上纵隔或颈部放射治疗的儿童尤易发生甲状腺癌，这是因为儿童和少年的细胞增殖旺盛，放射线是一种附加刺激，易促发其肿瘤的形成。用X线照射实验鼠的甲状腺，能促使动物发生甲状腺癌。实验证明[131]碘能使甲状腺细胞的代谢发生变化，细胞核变形，甲状腺素的合成大为减少。可见放射线一方面引起甲状腺细胞的异常分裂，导致癌变；另一方面使甲状腺破坏而不能产生足够的甲状腺素，从而引起的促甲状腺激素（TSH）大量分泌，促发甲状腺细胞癌变。

　　碘和TSH　摄碘过量或缺碘均可使甲状腺的结构和功能发生改变。这可能与TSH刺激甲状腺增生的因素有关。实验证明，长期的TSH刺激能促使甲状腺增生，形成结节和癌变。

　　其他甲状腺病变　如慢性甲状腺炎、结节性甲状腺肿或某些毒性甲状腺肿，可以引起甲状腺癌。

　　甲状腺髓样癌有明显的家族史　这类癌的发生可能与染色体遗传因素有关。

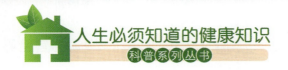
甲状腺癌的分类有哪些

甲状腺癌是由不同生物学行为以及病理类型构成的头颈部的恶性肿瘤。肿瘤的发病年龄、生长速度、转移途径、预后都明显不同，但该病总的预后较好，如乳头状腺癌术后10年生存率在80%以上。甲状腺癌的治疗涉及外科、放射治疗、化疗、内分泌治疗等，但主要是外科治疗。

乳头状腺癌　乳头状腺癌是临床最为常见的甲状腺癌，约占甲状腺癌总数的3/4，分化程度较好，其中直径在1厘米以下的称为微小癌，乳头状腺癌形成的肿瘤绝大多数无包膜，一般情况下为单发，也可以呈多发灶。该病有易发生颈淋巴结转移的特点，晚期可出现肺部转移。乳头状腺癌可发生于任何年龄和性别，但以青年人和女性多见，发病高峰年龄为20～40岁。病程进展缓慢，可表现为甲状腺内单个结节，部分病人常发现颈部淋巴结肿大而来就诊，如未及时治疗，癌肿进一步发展可侵犯气管、喉返神经、颈总动脉、颈内静脉等邻近重要脏器，导致呼吸困难、声嘶等症状，并明显影响治疗效果。治疗上首选手术，即使是晚期病人，也不要轻易放弃手术。手术方式有：甲状腺叶切除，甲状腺全切除，甲状腺癌联合根治及甲状腺癌姑息性切除等，颈淋巴结清扫以功能性颈清扫为主，一般行治疗性颈淋巴结清扫术，不主张行预防性颈淋巴结清扫术。手术重点在彻底切除肿瘤及转移淋巴结，保护甲状旁腺及喉返神经。

滤泡状癌　是以滤泡结构为主要组织特征的分化较好的甲状腺癌，约占甲状腺癌总数的15%，与乳头状腺癌一起统称为分化性甲状腺癌。滤泡状癌多见于40～60岁的中老年妇女，病程较长，表现为甲状腺中单个结节，生长缓慢，肿瘤边界清楚，有包膜，较少发生淋巴结转移，以血行转移为主。治疗方法主要是外科根治治疗，术后辅以内分泌治疗及放射治疗。

未分化癌　临床少见，约占甲状腺癌的6%，为高度恶性肿瘤，包括大细胞癌、小细胞癌、鳞癌、腺样囊性癌、黏液腺癌等病理类型；大多见于老年男性，平均年龄在60岁以上；病程短，发展极为迅速。主要表现为颈前区肿块，质硬固定，边界常不清，极易侵犯气管、喉返神经、食管、颈动脉鞘，引起声嘶、呼吸困难、吞咽困难及颈耳区疼痛等症状；两颈常出现肿大淋巴结；易出现远处转移。 治疗以放射治疗为主，病情极早期可进行手术。绝大多数患者初诊时即已失去积极治疗机会。

　　髓样癌　髓样癌来自甲状腺滤泡旁细胞，也称为滤泡旁细胞癌或C细胞癌，约占甲状腺癌的8%。可发生于任何年龄，男女发病几率相同，其中20%有家族遗传史，临床上除了和其他甲状腺癌一样有甲状腺肿块和颈淋巴结转移外，还有慢性腹泻、面部潮红等症状；其血清降钙素浓度可显著高于正常，与其具有分泌功能（APUD肿瘤）有关。髓样癌为中度恶性肿瘤，治疗同样以根治性手术为主。

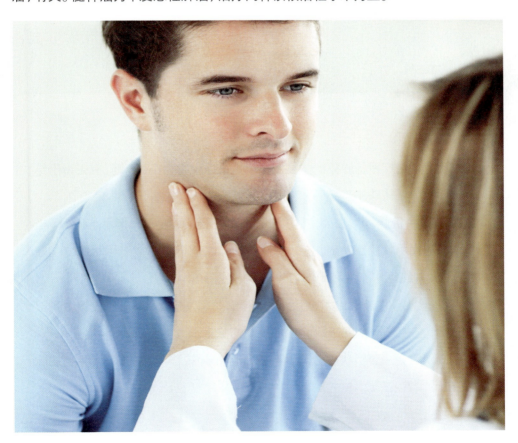

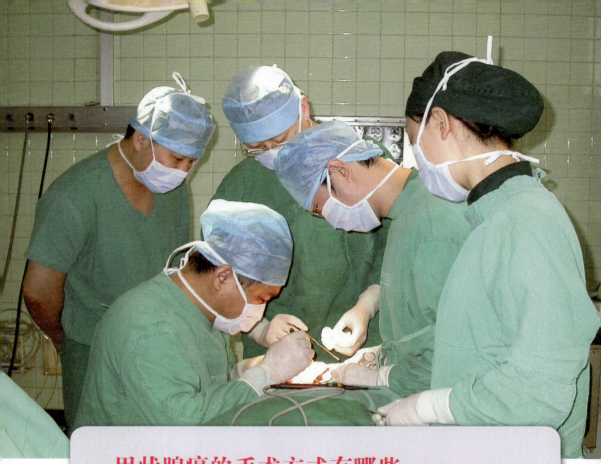

甲状腺癌的手术方式有哪些

　　手术是治疗甲状腺癌的主要手段。要根据肿物大小、范围、有无淋巴结的转移和远处转移来确定手术方式。手术方式主要有以下几种。

　　一侧甲状腺腺叶加峡部切除术　适用于癌局限于一侧甲状腺时。当侵犯到对侧甲状腺腺叶时，应做对侧甲状腺次全切除术或者甲状腺全切除术。禁做单纯癌切除术和局部切除术，以免癌残留。

　　甲状腺癌联合根治术　甲状腺癌伴有颈部淋巴结转移时，应该做颈部淋巴结清扫术加一侧腺叶切除术加峡部切除术。

　　131碘治疗　当甲状腺分化型癌出现肺和骨转移，可先行甲状腺全切除术，再行131碘治疗。

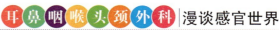

甲状腺癌能进行放射性核素治疗吗

由于起源于甲状腺滤泡状细胞(乳头状癌和滤泡状癌)的癌细胞仍具有碘摄取能力,对于行甲状腺全切而发生肺和骨转移的患者可以采用放射性核素治疗。当服用核素后,^{131}碘聚集在转移的部位产生射线杀死癌细胞,射线作用距离短,对周围的组织产生的影响小,但由于治疗期间患者尿液、唾液和汗液中含有核素,所以患者需要在专门病房进行治疗。

甲状腺癌术后需要复诊吗,怎样随访复诊

尽管大部分分化型甲状腺癌预后良好,但是与全身其他恶性肿瘤一样,存在复发和转移的可能,因此,积极和密切地配合医生随访,有助于及时发现并处理复发或转移病灶。一般来说,术后第一年每3个月复查一次;术后第二年半年复查一次。以后每年复查1~2次,终身随访。

随访时可能需要做的检查有:

1) 颈部B超:了解是否存在甲状腺癌复发或颈部淋巴结转移。

2) 胸片:排除有无肺部转移。

3) 血清T3、T4、TSH:了解内分泌治疗的效果。

4) 血清甲状腺球蛋白(HTg):甲状腺球蛋白由甲状腺组织分泌,全甲状腺切除术后降低或测不出,甲状腺癌复发及远处转移时升高,小于1微克时复发的几率很低,在1~10微克时复发的几率约为20%左右,大于10微克,复发几率大于60%。全甲状腺切除术后,动态监测血清甲状腺球蛋白可以预测早期复发和转移。

5) 必要时行颈部CT、胸部CT、头颅CT、全身骨扫描及PET排除转移灶。

影响甲状腺癌
预后的危险因素有哪些

　　甲状腺癌的预后评估需考虑的因素涉及年龄、性别、肿瘤大小、淋巴结转移、远处转移、甲状腺外侵犯手术范围等因素。

　　掌握危险度分组，有利于术前对患者进行精确评估，可以指导手术方案的设计。下表为目前国际上常用的Shah分组。

分组因素	年龄（岁）	远处转移	肿瘤大小	组织病理和分级
低危组	<45	无	≤4厘米	乳头状腺癌
中危组	≥45	无	≤4厘米	乳头状腺癌
	<45	有	>4厘米	滤泡状腺癌或分化差
高危组	≥45	有	>4厘米	滤泡状腺癌和/或分化差

甲状腺术后声嘶的原因有哪些

　　声嘶是甲状腺手术比较常见的并发症，其中最主要的原因是喉返神经损伤声带麻痹所致。

　　双侧喉返神经走行于甲状腺背面的气管食管沟中，与甲状腺背面关系密切，当甲状腺发生良性肿瘤肿大时，可能压迫或包绕喉返神经；当甲状腺发生恶性肿瘤时，甚至可以侵犯喉返神经，此时，患者多数表现声音嘶哑、饮水呛咳。因此当前甲状腺手术，多提倡术中解剖喉返神经，以利保护。术中牵拉、电刀或超声刀热传导、缝线结扎、甚至不小心损伤或切断均可引起喉返神经不完全或完全性麻痹，进而导致患者术后出现发音无力、声嘶、饮水呛咳，双侧声带麻痹者甚至可出现呼吸困难，而需紧急气管切开改善通气。在处理甲状腺上极损伤喉上神经也可引起声音低钝和呛咳。

此外，由于甲状腺手术大多在全麻下进行，术中全麻插管的气囊可能长时间压迫声带，引起声带肌肿胀或萎缩，也可引起声嘶，这种情况多数可以自行缓解；另外，全麻手术拔管不慎时，可能发生喉部的环杓关节脱位，也可引起声带麻痹，后者发生的几率很低，如出现可行杓状软骨复位改善发音。

有甲状腺外科手术史，术后出现发音无力、声嘶、呛咳可以初步诊断。最终诊断可就诊于耳鼻咽喉头颈外科，行间接喉镜或者电子喉镜确诊。

甲状腺癌术后会引起甲状腺功能低下吗

甲状腺癌术后病人出现甲状腺功能低下，多发生在甲状腺全切或近全切除术后，偶发于单侧腺叶切除术后。甲状腺全切必会导致甲状腺功能减退，近全切或单侧腺叶切除时残留腺体因血运较差或甲状腺素不足以维持正常生理需要，而出现甲状腺功能低下的症状。主要表现为全身代谢率减慢。典型症状有惧冷、乏力，体重增加，严重者有典型的黏液性水肿，颜面虚黄，皮肤干燥、增厚、粗糙、脱屑，毛发稀少，记忆力减退，嗜睡等症状。甲状腺乳头状癌及滤泡状癌必须终身甲状腺素治疗，这样既可以纠正甲状腺次全切甲状腺功能低下，也可以减少TSH的分泌对残余肿瘤组织的刺激，抑制肿瘤的生长和复发。

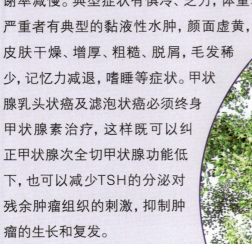
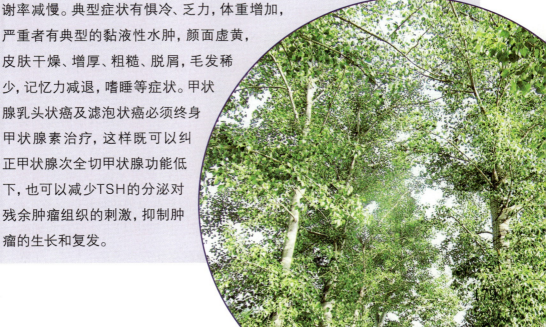

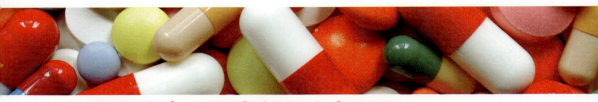

甲状腺疾病的诊断方法有哪些

近年来的甲状腺疾病的发病率升高和检查手段的进步密不可分。由于超声技术和超声引导下的细胞学穿刺技术的应用，使得小于1厘米的微小癌也能被及早发现。

询问病史及体格检查　医生需要询问的内容是患者是否有甲状腺功能亢进和低下的症状；由于甲状腺疾病有遗传倾向，还要询问患者家族是否有人患过甲状腺疾病；患者是否有吸烟和饮酒习惯也要进行详细的询问；还有就是患者是否服用过抗甲状腺素药物和甲状腺素。

医生用手触诊可以判断颈部肿物是否来源于甲状腺，以及肿物的大小、质地、活动度等；必须同时检查颈部淋巴结。

放射性核素检查　利用甲状腺组织具有聚集碘的性质，服用与碘具有相同性质的放射性物质（^{131}碘和^{99m}锝），通过了解甲状腺肿物吸收放射性物质的功能判断肿物类型。通常分为四类：①热结节：甲状腺结节区核素浓度高于周围组织，多见于滤泡型腺瘤、腺癌或毒性腺瘤；②温结节：多见于腺瘤、结节性甲状腺肿、桥本氏病、亚急性甲状腺炎的恢复期；③凉结节：多见于甲状腺未分化癌、髓样癌、甲状腺囊性变及亚急性甲状腺炎急性期；④冷结节：常为甲状腺癌，但并非绝对。该方法由于鉴别特异性差，多数医院已经不推荐作为常规检查，仅用于恶性甲状腺肿瘤的转移和复发检查。

超声波检查　是目前甲状腺肿物的主要检查手段，具有无创、无痛、可重复多次检查等优点，可以探测甲状腺肿块的形态、大小、数目及与颈动脉鞘的位置关系；确定肿块是囊性还是实性；明确颈部淋巴结的情况。在B超引导下细针穿刺细胞学诊断用于了解甲状腺肿物的性质，具有方便、准确度高和安全性高的特点，在欧美国

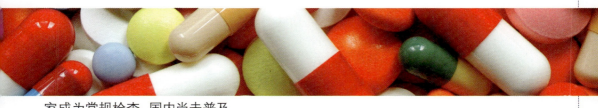

家成为常规检查，国内尚未普及。

X线及CT、磁共振成像（MRI）检查　颈部正侧位X线片可了解甲状腺肿物与气管、食管的关系。CT及MRI检查可清楚显示甲状腺肿瘤的大小、形态及与气管、食管、血管甚至神经的位置关系，充分明确癌肿侵犯范围，为手术实施提供科学依据。

实验室检查　查明甲状腺功能有无异常，协助明确甲状腺肿物性质。常用的有：T3、T4 、TSH、FT3、FT4、甲状腺球蛋白抗体和过氧化物酶抗体。

同时检查血液中T3和T4的含量，可以判断甲状腺功能的状态，尤其是血液中游离的甲状腺素（FT3、FT4）更为准确，甲状腺功能低下时含量下降，甲状腺功能亢进时含量升高。

由于甲状腺激素的合成和分泌受促甲状腺激素（TSH）的调节，血液中激素浓度高于正常时TSH分泌减少，反之TSH分泌增加，所以通过检测TSH也可以判断甲状腺功能状况。甲亢患者血液中TSH很低，甚至检测不到；在桥本氏甲状腺炎等甲状腺功能低下的患者中TSH含量升高，黏液性水肿患者TSH更高。

甲状腺球蛋白和过氧化物酶参与甲状腺合成甲状腺素，在慢性甲状腺炎患者体内产生这两种物质的抗体，根据抗体检查的阳性结果可以确诊结节性甲状腺肿为桥本氏甲状腺炎。

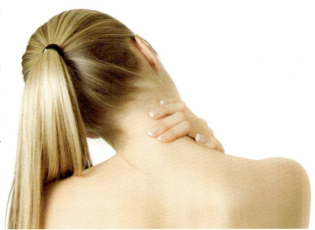

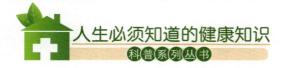
甲状腺疾病患者怎样服用甲状腺素

甲状腺功能低下的患者需要补充甲状腺素制剂　甲状腺疾病术后的患者由于手术切除了大部分或全部的甲状腺，术后多数会发生甲状腺功能减低，需要甲状腺激素制剂的替代治疗或抑制性治疗。甲状腺素可抑制脑垂体前叶促甲状腺激素（TSH）的分泌，从而对甲状腺组织的增生及癌组织的生长起到抑制作用。术后口服甲状腺激素对预防复发和治疗晚期甲状腺癌有一定作用，是治疗甲状腺分化型癌的标准方法。

甲状腺激素要补充多少才合适　甲状腺激素和垂体TSH之间有一个非常精确的负反馈，临床上通过测定血清TSH水平来进行调整甲状腺激素补充的剂量。左旋甲状腺素片（L–T4）剂量为每天50~100微克，应将TSH抑制在0.05~0.1毫单位／升，L–T4总剂量一般不超过150微克/天。由于血液中甲状腺激素绝大多数和血浆蛋白结合，TSH的平衡需要4～6周，所以每次改变甲状腺激素剂量后4～6周才能测定TSH和T4，直至TSH和T4恢复正常。对于甲状腺癌患者，需要2个月检查一次血清TSH值，将TSH值控制在0.05～0.1毫单位／升为佳，患者处于正常与轻度甲状腺功能亢进之间，维持该剂量服用。

甲状腺激素药物

1）左旋甲状腺素片（L–T4）是人工合成的甲状腺素，效价稳定、可靠。有口服片剂和静脉注射两种。L–T4进入体内后在肝脏和肾脏中转化为T3，以达到同时补充T3和T4的目的，从而发挥甲状腺素的作用，根据病情需要使用50微克/片和25微克/片剂组合可以进行微量调整。

2）L–T3为人工合成，用于短期内补充大量甲状腺素时使用。其效价稳定，但其作用时间短、吸收快、从体内排除快的特点使其不能长期保持在血液中，不建议使用用于长期维持甲状腺激素的正常水平。

3）干燥甲状腺片是用动物的甲状腺焙干后碾磨成粉制成，具有制作方便，来源广泛，价格便宜的优点，但动物存在个体差异，T3和T4比率不稳定，服用同等剂量的药物效能却不一定相同，因此现在很少用这种药物。

甲状腺激素治疗时间 对于良性甲状腺肿物切除术后的病人，通常术后应服用甲状腺素至少半年，维持血液中T3、T4于正常值上限，TSH位于正常值下限，以防止由于甲状腺不足引起的甲状腺代偿性肿大，导致肿物复发；而对于甲状腺癌行全甲状腺切除术和次全切除术的患者，需要终身服用甲状腺素，以治疗甲减，抑制TSH增高，从而预防甲状腺癌复发。

甲状腺激素替代治疗中的几个问题

1）开始剂量宜小：T4，25~50微克/次，1 次/日，以后逐渐增量，每2~4 周增量1次，每次增量25~50微克 。尤其是年龄偏大、合并高脂血症、冠心病的患者，补充甲状腺激素后，机体代谢率增加，耗氧量增加，而高脂血症和冠状动脉病变不能立即改善，会激发病人心绞痛发作。如果是年纪轻、没有心脏疾病者，治疗剂量开始可以足量。

2）甲状腺激素在血液中绝大多数和蛋白结合，血浆半衰期长，服药后血浆药物浓度比较稳定，当剂量和病情稳定后，可以日服一次，方便不易遗漏。甲状腺激素制剂一般需终身服用。

3）长期剂量过大会引起骨质疏松，对合并有心脏病的患者是有害的。

4）服药时间最好是早晨空腹一次性服用全天的量，要与一些影响药物吸收的食物和药物，如抗酸胃黏膜保护剂、豆制品、钙片等分开服用。

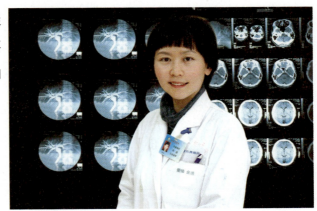

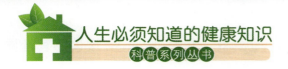
甲状腺手术危险吗，会引起哪些并发症

甲状腺手术是一种安全有效的治疗方法，引起的并发症不多见，尤其在医疗水平较高的医院进行手术则更为少见。因此，需用手术治疗的甲状腺疾病患者千万不必过分担心那些不大可能出现的并发症，否则会因顾虑太多而影响手术治疗，从而失去治愈疾病的机会。

几种主要手术的并发症如下：

1）出血：术中结扎不紧而脱落可引起术后出血。动脉出血迅速且发展快，往往要再手术止血。静脉出血发展较慢，不一定要再手术止血。

2）喉返神经麻痹：手术损伤喉返神经可以引起喉返神经麻痹。单侧损伤可引起声音改变，两侧损伤可引起呼吸困难。

3）喉上神经麻痹：损伤喉上神经可以引起声带松弛，音调改变。

4）低血钙抽搐：切除或损伤甲状旁腺的血液供应，可引起低血钙抽搐，多表现为术后1~3天出现手足抽搐，可伴面部、唇部和手足部麻木针刺感。严重者可出喉肌和膈肌痉挛引起窒息。发生手足抽搐，应立即限制含磷高的肉蛋和乳类食品，给予10%葡萄糖酸钙静脉注射10~20毫升，口服维生素D_3促进钙吸收。

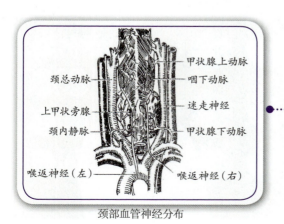

颈部血管神经分布

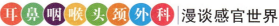

甲状腺疾病的
饮食要注意哪些

　　饮食是甲状腺疾病治疗和甲状腺术后的重要组成部分。根据病情制定合理的饮食方案，可以加快甲状腺疾病向康复方向转归，减轻患者的病痛折磨。对于合并甲状腺功能亢进患者，由于新陈代谢率提高，所以每天可增加所需的热量；可以增加蛋白质的量，如肉类、蛋、牛奶等；维生素B群需求增加，也要注意适量补充。宜吃具有消结散肿作用的食物，如菱、油菜、猕猴桃等；宜多吃具有增强免疫力的食物，如香菇、蘑菇、木耳、核桃、薏米、红枣、山药和新鲜水果等。

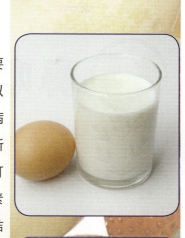

　　忌吃食物有：①忌烟、酒；②忌辛辣刺激性食物，如葱、花椒、辣椒、桂皮等；③忌肥腻、油煎食物；④甲状腺功能亢进患者忌含碘量高的食物，如海带、紫菜、发菜、干贝、海蜇、海参、龙虾、甲鱼等。对于碘缺乏引起的甲状腺功能减退和孕妇，为了确保有足够的碘来合成甲状腺激素，应适量补充含碘量高的食物。甲状腺功能减退患者胃肠蠕动减弱，经常出现便秘宜多吃高纤维食物，以刺激肠道蠕动，增加排便量。需要长期和终身服用甲状腺素的患者，会引起血钙降低，出现骨质疏松，需要多晒太阳，多吃骨汤等含钙丰富的食物，绝经的女性患者则要补充钙片、鱼肝油等。

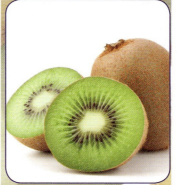

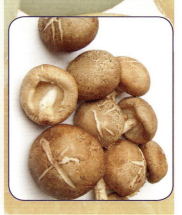

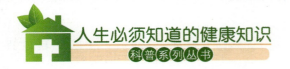

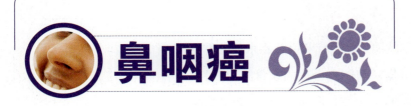

什么是鼻咽癌

　　鼻咽癌是生长在鼻腔后面口咽上面的鼻咽黏膜上皮一种恶性肿瘤。鼻咽癌在我国是十大恶性肿瘤之一，居头颈肿瘤之首，尤其高发于我国南方各省，以广东、广西、福建和湖南最为多见。鼻咽癌早期自己摸不着，别人看不见，也无自觉症状或轻微自己不易察觉症状，要通过一定器械才能看见或专项化验检查才能提示或预测是否会患鼻咽癌，这便容易造成很多人等到癌瘤发展到比较晚期，有比较明显症状，才到医院检查。

为什么反复出现涕中带血，要警惕鼻咽癌

　　鼻咽癌早期阶段，肿瘤表面毛细血管破溃可引起少量出血，表现晨起后、吸鼻后痰中带血，或擤鼻时涕中带血，痰中或涕中仅有少量血丝或呈粉红色，时有时无，此时常被患者忽略，以为是"上火"或感冒；当有较多鼻出血时候已到鼻咽癌晚期了。出现涕中带血患者，尤其鼻咽癌高发地区的患者，应该及时到耳鼻喉科就诊，行电子鼻咽镜或鼻内镜检查，排除鼻咽部病变，可疑患者需行病理检查，一时不能确诊的患者应定期到耳鼻喉科门诊复诊。

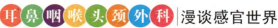

为什么要警惕单侧耳鸣和耳闷

人的鼻咽通过耳咽管与中耳腔相连。耳咽管的张开和闭合能调节中耳腔内的气压，保持鼓膜内外压力的平衡。发生于鼻咽侧壁耳咽管开口附近处的鼻咽癌组织可以压迫咽鼓管口导致咽鼓管阻塞，从而引起同侧耳鸣、耳闷、听力下降和鼓室腔积液。所以一旦出现原因不明的单侧耳鸣和耳闷，应警惕鼻咽癌的可能。

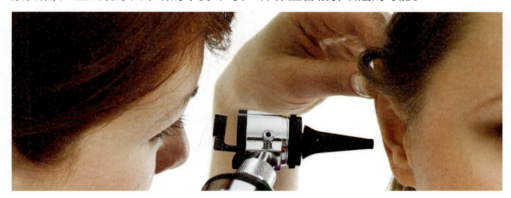

出现哪些信号时应该警惕鼻咽癌

鼻咽癌生长在鼻腔后方的鼻咽部，位置较隐蔽。早期鼻咽癌由于肿瘤微小，位于黏膜表面或伴有黏膜下浸润，早期常无明显症状，容易被忽视。如果出现以下信号则需警惕鼻咽癌。

回吸涕带血　早期可有出血症状，表现为吸鼻后痰中带血，或擤鼻时涕中带血，早期痰中或涕中仅有少量血丝，时有时无。晚期出血较多可有鼻血。

耳鸣、听力减退、耳内闭塞感　鼻咽癌发生在鼻咽侧壁隐窝或耳咽管开口上唇时，肿瘤压迫咽耳咽可发生单侧性耳鸣或听力下降，还可发生卡他性中耳炎，单侧性耳鸣或听力减退、耳内闭塞感等是早期鼻咽癌的症状。

头痛　头痛为常见症状，占68.6%，可为首发症状或唯一症状，早期头痛部位不固定间歇性，晚期则为持续性偏头痛，部位固定。究其原因，早期病人可能是神经血

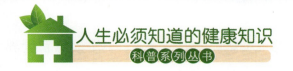
管反射引起，或是对三叉神经第一支末梢神经的刺激所致，晚期病人常是肿瘤破坏颅底或在颅内蔓延累及颅神经所引起。

复视 由于肿瘤侵犯外展神经，常引起向外视物呈双影。滑车神经受侵，常引起向内斜视、复视；复视占6.2%～19%，常与三叉神经同时受损。

面麻 指面部皮肤麻木感，临床检查为痛觉和触觉减退或消失。肿瘤侵入海绵窦常引起三叉神经第1支或第2支受损，肿瘤侵入卵圆孔茎突前区、三叉神经第3支常引起耳廓前部、颞部、面颊部下唇和颏部皮肤麻木或感觉异常，面部皮肤麻木占10%～27.9%。

鼻塞 肿瘤堵塞后鼻孔可出现鼻塞，肿瘤较小时鼻塞较轻，随着肿瘤长大鼻塞加重，多为单侧性鼻塞；若肿瘤堵塞双侧后鼻孔可出现双侧性鼻塞。

颈部淋巴结转移症状 鼻咽癌容易发生颈部淋巴结转移，为60.3%～86.1%，其中半数为双侧性转移。颈部淋巴结转移常为鼻咽癌的首发症状(23.9%～75%)，有少数病人鼻咽部检查不能发现原发病灶，而颈部淋巴结转移是唯一的临床表现，这可能与鼻咽癌原发灶很小并向黏膜下层组织内扩展有关。

舌肌萎缩和伸舌偏斜 鼻咽癌直接侵犯或淋巴结转移至茎突后区或舌下神经管，使舌下神经受侵，引起伸舌偏向病侧伴有病侧舌肌萎缩。

眼睑下垂、眼球固定；视力减退或消失 眼睑下垂、眼球固定与动眼神经损害有关，视力减退或消失与视神经损害或眶锥侵犯有关。

远处转移 鼻咽癌的远处转移率在4.8%～27%，远处转移是鼻咽癌治疗失败的主要原因之一，常见的转移部位是骨、肺、肝等多器官，同时转移多见。

伴发皮肌炎 皮肌炎也可与鼻咽癌伴发，故对皮肌炎病人无论有无鼻咽癌的症状均应仔细检查鼻咽部。

停经 停经为女性鼻咽癌患者首发症状，这是由于鼻咽癌侵入蝶鞍部的脑垂体引起内分泌失常所致。

鼻咽癌的病因有哪些

病因不是十分明确，目前研究所知鼻咽癌的发生与遗传、EB病毒、环境致癌促癌物及自身免疫力(抵抗力)等综合因素有关。

鼻咽癌患者血清中可以检测出EB病毒抗体，并且抗体滴度会随着病情的发展而升高。EB病毒致病机理正在研究中。

环境因素也是诱发鼻咽癌的一种原因，在广东省调查发现，鼻咽癌高发区的大米和水中的微量元素镍的含量较低发区高，在鼻咽癌患者的头发中镍的含量亦较低发区高。动物实验表明：镍能促进亚硝胺诱发鼻咽癌。生活中易接触甲醛的人群也容易患鼻咽癌。也有报道说，食用咸鱼及腌制食物是中国南方鼻咽癌高危因素，且与食咸鱼的年龄、食用的期限额度及烹调方法也有关。很多致癌化学物质如亚硝酸胺类、多环芳烃类及微量元素镍等与该病的发病均有一定关系。

鼻咽癌病人有种族及家族聚集现象，如居住在其他国家的中国南方人后代仍保持着较高的鼻咽癌发病率，这提示鼻咽癌可能是遗传性疾病。

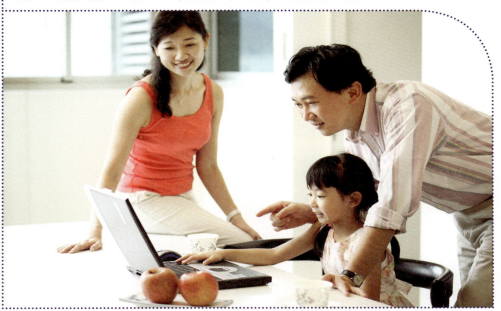

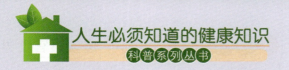
鼻咽癌的检查方法有哪些

前鼻镜和间接鼻咽镜检查虽然简便实用，但视野受到限制，对鼻咽癌的诊断作用不大。进行电子和纤维鼻咽镜检查，可以很好地观察到鼻咽部的细微病变。这已经成为鼻咽部的常规检查。对于鼻咽部可疑的病变，如鼻咽部黏膜粗糙糜烂、顶侧壁隆起、溃疡等，可在耳鼻喉科经局麻鼻内镜活检术，取出的标本行病理检查以最终明确诊断。对出现颈部肿物鼻咽活检阴性的病例，可进行颈部肿块活检。

EB病毒血清学检测是鼻咽癌诊断的辅助方法，以免疫酶法检测EB病毒抗体滴度（VCA–IgA和EA–IgA），这对早期诊断有一定帮助。对EB病毒抗体滴度升高的病例，即使鼻咽部未见异常，亦应在鼻咽癌好发部位取脱落细胞或活体组织检查。如一时仍未确诊，应定期随诊，必要时需作多次切片检查。

CT扫描和磁共振成像(MRI)可清楚显示鼻咽癌的范围及其与周围组织的关系，了解局部侵犯情况，这对于确定临床分期以及制定治疗方案极为重要。B型超声检查主要用于肝脏、肾脏、颈、腹膜后和盆腔淋巴结的检查，以了解鼻咽癌有无淋巴结转移和远处转移等。

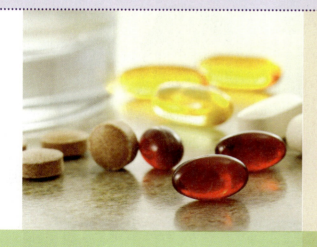

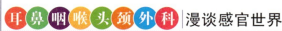

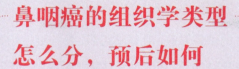

鼻咽癌的组织学类型怎么分，预后如何

鼻咽癌绝大多数起源于鼻咽黏膜柱状上皮的储备细胞，其组织学类型为：

1）低分化鳞状细胞癌常无角化现象。癌细胞形成大小不等、形状不规则的癌巢，分层不明显。癌细胞呈多角形或卵圆形，胞浆丰富，边界清楚，少数癌细胞尚可见细胞间桥。低分化鳞癌最为多见，对放疗较为敏感。

2）高分化的鳞状细胞癌癌巢细胞分层明显，可见大量角化珠。

3）腺癌多来自黏膜的柱状上皮。高分化腺癌极少见，癌细胞排列成腺泡状或腺腔样结构。低分化腺癌癌细胞排列成不规则的索条状或片状，偶有腺腔样结构或形成腺腔的倾向。

4）泡状核细胞癌，特点为癌巢大小不等，形状不规则，与间质界限不很明显。癌细胞体积较大，胞浆丰富，细胞边界不清，核大呈空泡状，核圆形或椭圆形，核膜清楚，可见1~2个大核仁。癌细胞间常见淋巴细胞浸润。放疗后预后较好。

5）未分化癌特点为癌细胞较小，胞浆少，呈圆形或短梭形。癌细胞弥漫分布，无明显癌巢形成，恶性度较高。

按照中国的统一划分，鼻咽癌病理组织学类型分为中高分化癌、低分化癌和未分化癌。而世界卫生组织的分型则为角化型鳞癌、非角化型鳞癌和未分化癌。

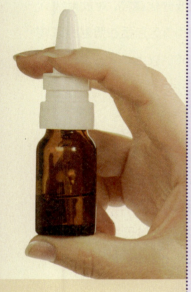

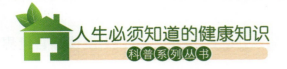
为什么鼻咽癌首选放疗

鼻咽癌发生的位置隐蔽，毗邻脑组织、颅神经、大血管等，易向鼻咽周围组织侵犯和易发生颈淋巴结转移，所以手术暴露极受限制。而且，手术极易损伤周围组织，手术的危险性较高，更不可能将鼻咽肿瘤和颈淋巴引流区作连续大片切除手术，故鼻咽癌单独手术治疗效果不佳。不过，鼻咽癌90％以上属低分化鳞癌，对放射线具有较高的敏感性；放疗又易把鼻咽癌原发病灶和颈淋巴结引流区包括在照射野区域内，疗效较好。其近期疗效可达90％以上，5年生存率可达60％以上。

鼻咽癌能手术治疗吗

由于90％以上的鼻咽癌属于低分化鳞癌，对放疗比较敏感，优于手术切除治疗，因此首选的还是放射治疗。但对于病理类型为高分化鳞癌或腺癌，病灶局限于顶后壁或前壁可考虑对原发灶的切除；放疗后鼻咽有残留或复发病灶，局限于顶后壁或前壁无颅底骨质破坏者，可以行挽救性手术；对颈部放疗后淋巴结残存或复发的患者于放疗结束后6周内亦应行根治性颈淋巴结清扫术。但对于有颅底骨质破坏、脑神经麻痹和远处转移的鼻咽癌患者是不能进行手术的。

鼻咽癌放疗后引起
放射性黏膜炎怎样进行保健

行鼻咽癌放射治疗时，由于鼻腔、口腔和涎腺均在照射范围内，可以破坏黏膜的腺体引起鼻干、口干、咽部干痛、口腔溃疡等放射性黏膜炎症状。出现鼻部症状者则需要患者长期行鼻腔冲洗：患者取半坐位，头稍向前倾，前面放一弯盘，将装有溶液的鼻咽冲洗器的前端，轻轻插入一侧鼻孔，患者张口呼吸，用手轻轻挤压鼻咽冲洗器，使冲洗液缓慢流入鼻咽，由另一侧鼻孔和口腔流出，两侧交替进行。鼻咽冲洗每天1~2次；冲洗时压力不可过大，以免导致并发症；冲洗时嘱患者勿说话，以免引起呛咳；冲洗完毕嘱患者勿用力擤鼻涕，以免用力过大引起鼻咽腔出血。口腔保健则需要用生理盐水和3%的复方硼砂溶液多漱口，防止继发感染，平时多喝水，预防口干，局部含服西瓜霜、地奎氯胺。

怎样预防鼻咽癌

1）鼻咽部是外界空气进入肺腔的必经之路，容易受到空气中有害气体的侵害，平时鼻咽保健尤为重要。注意气候变化，预防感冒，避免病毒感染。 尽量避免有害烟雾吸入，如苯、甲醛、煤油灯气、杀虫气雾剂等，并积极戒烟、戒酒。

2）现代科学研究，亚硝胺已被证明是严重的致癌物，咸鱼、咸菜、熏肉、腊味等腌制食物含有丰富的亚硝胺，长期食用容易患鼻咽癌及其他癌症。同时，饮食结构合理化，不要偏食，应多吃新鲜蔬菜、水果等富含维生素的食物，以增强机体免疫力。

3）有鼻咽疾病应及早就医诊治，如发现鼻涕带血或吸鼻后口中吐出带血鼻涕，以及不明原因的颈部淋巴结肿大、中耳积液等，应及时做详细的鼻咽部的检查。

（本章编者：张峰、张丽萍）

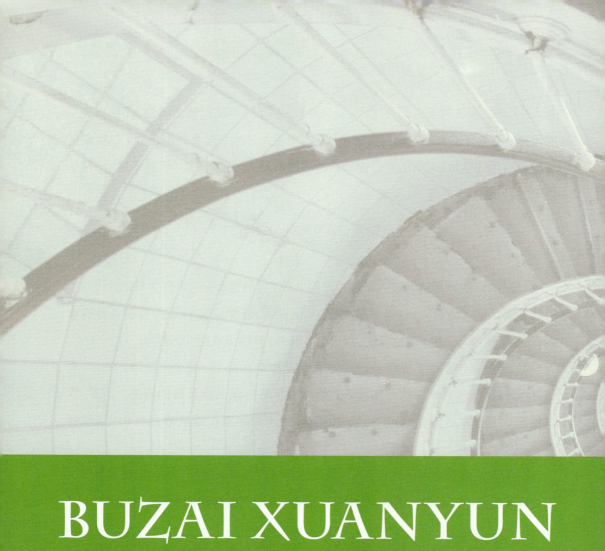

BUZAI XUANYUN

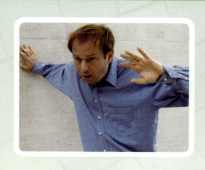
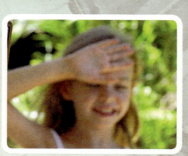
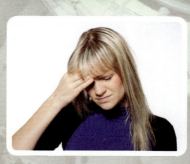

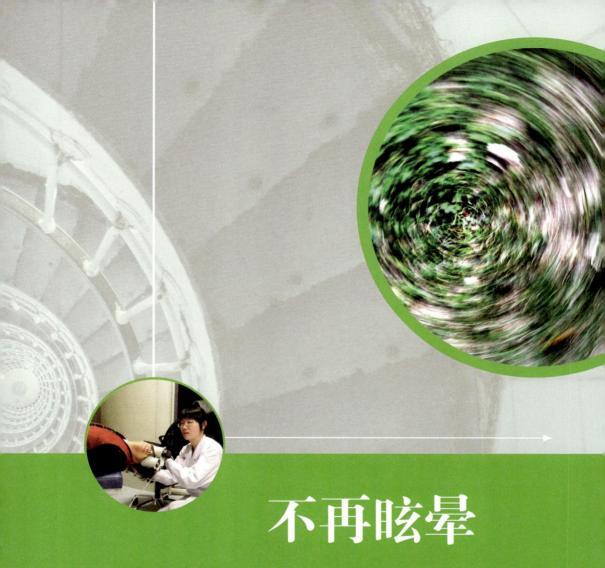

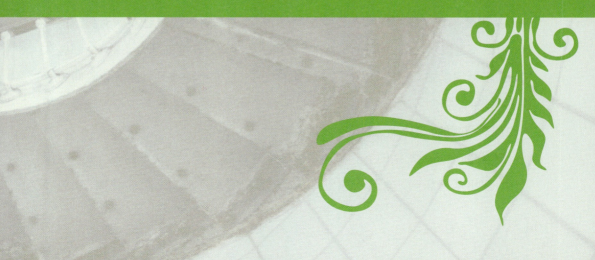

不再眩晕

基础知识

生活当中，我们经常听说眩晕一词，还可以碰到身边有人"头晕"、"头昏"或者"晕倒"，甚至亲身遭遇眩晕的困扰，那么到底什么是眩晕？眩晕到底对身体有多大的危害呢？

什么是眩晕

眩晕是人体对于空间关系的定向或平衡感觉障碍，是一种运动幻觉，表现为周围环境和(或)自身旋转，或有摇摆不稳、晃动、头重脚轻感。正如咳嗽、打喷嚏、头痛一样，眩晕只是一种症状，不是疾病的名称，但其背后一定有某种潜在疾病。引起眩晕的疾病很多，在还不能明确地归类于某一种疾病时，我们常常暂时统称为眩晕症。

怎么区分头晕、眩晕和晕厥

头晕是指患者发病时有头昏脑胀的感觉。比如，高血压患者发病时头部的感觉，睡眠不足以及饮酒过量所造成的昏沉沉的感觉等，应该称之为头晕。而那些久蹲、久坐后突然站立时感到双眼发黑、眼冒金星、站立不稳或某种原因导致短暂意识丧失、突然猝倒等，则属晕厥。无论是头晕或晕厥都是由各种与中枢神经系统相关的疾病引起的，与内耳性眩晕有本质的区别。

眩晕是指患者发病时有天旋地转、如坐舟车的感觉。症状严重时，患者两眼紧闭，双手紧握床沿，唯恐从床上摔下来，且伴有恶心呕吐、腹痛腹泻、面色苍白、出冷汗等。眩晕症状虽严重，但患者意识清醒。有些患者也可感到周围景物左右摆动，或上下浮动，这是内耳疾病所特有的症状。

严格地说，头晕包括眩晕，而眩晕不能反过来说成是头晕。

为什么会眩晕

人体空间位置感和平衡感主要依靠三种系统的相互作用来协调：

1）视觉：若患者有视力问题或青光眼、白内障等眼科问题，自然无法靠视觉来辅助平衡系统。

2）本体感觉：本体感觉接收器位于四肢肌肉，这种感觉系统可辅助维持身体姿势及运动协调。

3）内耳前庭：内耳位于耳朵最深处，为颞骨所包围着，可分为两个部分：一个叫做耳蜗，是听觉器；另一个叫做前庭，是平衡器。耳蜗是听觉感受器，而半规管及前庭则是平衡系统。以内耳前庭病变所造成的眩晕最明显，严重影响到人们的生活质量。

眩晕错觉的产生主要由于左右两侧前庭受刺激引起的兴奋性失衡，即一侧兴奋性偏高，另一侧偏低，当两侧差距超过生理限度时传入高级中枢，大脑的认知结果产生运动错觉。这种差距并无固定数值，可因人因时而异，与前庭系统的稳定性、大脑皮层的兴奋性和前庭习服等因素有关。前庭系统稳定性越高，高级神经中枢兴奋性越强，眩晕发生的机会越少，眩晕的程度也越弱。前庭系统的这种生理特性对眩晕疾病的治疗、预防复发以及前庭康复提供了重要的思路。

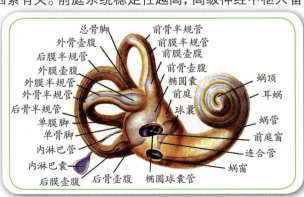

前庭、半规管和耳蜗

197

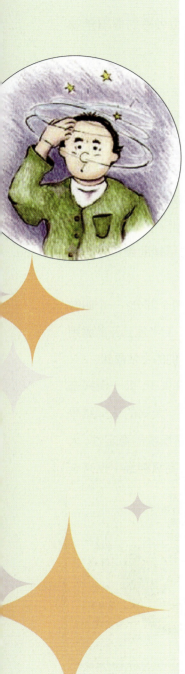

常见的引起眩晕的疾病有哪些，如何区分

有人统计过引起眩晕的疾病可达69种之多，分属于耳鼻喉科、神经内科、骨科、眼科、内科等科室，总体可以分为以下几种。

眩晕 { 前庭性眩晕 { 前庭周围性眩晕73%～87%
前庭中枢性眩晕7%～10%
非前庭性眩晕6%～15%

其中，最常见的前庭周围性眩晕，有良性阵发性位置性眩晕（BPPV）、梅尼埃病、突发性耳聋、前庭神经炎、听神经瘤、Hunt综合征、迟发性膜迷路积水、外淋巴瘘、急慢性中耳炎、大前庭水管综合征、耳硬化症、迷路震荡、药物中毒性眩晕等；前庭中枢性眩晕常见的包括：后循环缺血、小脑出血、脑干肿瘤、脑干脑炎、癫痫小发作等；常见非前庭性眩晕有眼部疾患，比如眼肌病、青光眼、屈光不正等，本体感觉系疾病，比如脊髓痨、慢性酒精中毒、血液、内分泌及消化系统疾病均可引起眩晕，此外还有颈部疾病所致的眩晕。

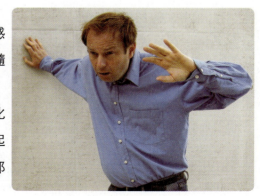

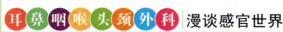

眩晕对身体危害大吗，发生眩晕应就诊哪些科

很多眩晕病人都有这样的困惑：发生眩晕时很焦急，担心自己脑子出了问题，怀疑是不是"中风"、"瘫痪"，十分急迫地赶到医院，但来到医院不知道看哪个科。实际上，眩晕症是一个涉及多个学科的疾病，要想弄清楚该看哪个科，首先要了解眩晕的分类，如前所述，眩晕分前庭性眩晕和非前庭性眩晕。前庭性眩晕有明显的外物或自身旋转；而非前庭性眩晕是由于全身系统性疾病引起的，有轻重不等的头晕症状，没有明确的旋转感。非前庭性眩晕一般由内科疾病引起，患者可选择内科就诊，医生会根据情况作相应的检查。而前庭性眩晕是由耳科和神经科疾病引起的，可以选择耳鼻喉科或神经内科。

不少人认为眩晕症是小事，熬一下子就过去了。殊不知，眩晕症也可能会引起生命危险，尤其是神经科疾病引起的眩晕，因为这类眩晕可能是脑卒中的先兆。中老年人多少都有颈椎病，加上动脉硬化，很容易引起脑干、小脑缺血，甚至梗死，从而导致眩晕。因此，建议中老年人出现眩晕，首先选择看神经内科；在排除了中枢性病变后，可以考虑前庭周围性眩晕，及时到耳鼻喉科进行前庭功能检查。如果是耳源性的眩晕，不会瘫痪，更不会有生命危险，并且很大一部分良性阵发性位置性眩晕的患者可以通过复位很快痊愈。当然，如果怀疑颈椎病，还应到骨科进一步确诊。

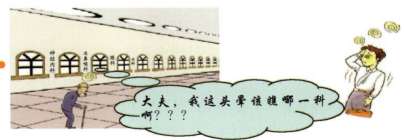

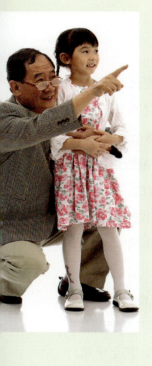

为什么眩晕要及时到耳鼻喉科就诊

　　根据文献报道，50~70岁的人群，约有90%的人有过不少于1次的眩晕经历，其中有眩晕症状的患者，约70%属于外周前庭系统疾病所致，称为外周性眩晕，也就是耳内的半规管和/或前庭神经出现毛病，属于耳鼻咽喉科疾病。这其中最常见的是良性阵发性位置性眩晕（俗称耳石症），约占34%，梅尼埃病约占30%，另外有36%属于耳鼻咽喉科的其他疾病，如前庭神经元炎、中耳病变损伤半规管、前庭神经病变等。

　　那么，到底什么情况下的眩晕应该到耳鼻咽喉科就诊呢？

　　1）外周性眩晕均有较明确的天旋地转感，自身或者感觉外周事物的不稳定感。这与头晕有明显的区别。但是，一些病情较轻的病例也很难辨别，需要做更深入的专科检查。

　　2）外周性眩晕发作时多伴有副交感神经兴奋的症状，如唾液分泌增多、面色苍白、手足发凉、出冷汗、恶心、呕吐，轻重程度因人而异。

　　3）无论眩晕的症状有多重，患者在发病的过程中都是清醒的（继发跌倒致脑外伤意外者除外）。凡是伴有意识障碍、肢体定位（如偏瘫）及其他脑神经定位障碍（如说话异常、呛咳）的病例一般属于神经内科范畴。

　　4）外周性眩晕发作时来得较快、症状多逐渐缓解，有反复发作的特点，发作过程中一般不能行走。

　　5）外周性眩晕可以伴有耳鸣、听力下降，但大多数伴有耳鸣、听力下降的患者最后可能诊断为梅尼埃病。当然，许多外周性眩晕患者没有耳鸣和听力下降的症状。良性阵发性位置性眩晕约占外周性眩晕患者的34%，这种患者眩晕发作时和发作间期都不出现耳鸣和听力下降。

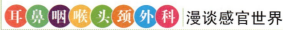

临床诊断

发生眩晕后，需要向医生提供哪些信息

病史采集是眩晕疾病诊断中最重要的环节，医生需要了解的信息包括：

1）第一次出现眩晕的时间，最近一次发病时间，眩晕发作的频数，每次眩晕持续的时间。

2）眩晕的特征（外界物体旋转或自身旋转、飘浮感、晃动感、倾倒），有无伴随症状（头痛、恶心、呕吐），有无特定体位出现眩晕。

3）耳病史：耳流脓史，耳毒性药物应用史，眩晕发作时有无伴发耳部症状（听力减退、耳鸣、耳胀满感）。

4）神经系统症状：面部、四肢麻木或活动障碍，言语困难，吞咽困难。

5）眩晕前的诱因（感冒、过度劳累、情绪变化）。

6）有无其他疾病：如神经系统疾病、高血压病、血液病、颈椎病、眼科疾病等。

7）有无眩晕家族史。

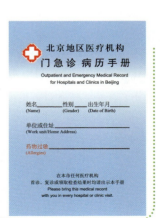

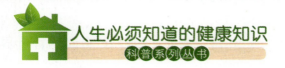
眩晕应该做哪些检查

眩晕患者到医院就诊，医生一般会根据病情需要做以下检查和化验。

一般体格检查 鉴别是否有意识障碍，以区分晕厥和眩晕；检查血压、脉搏，是否有高血压或低血压；颈旁及颈椎是否有压痛，乳突有否疱疹，是否有心脏扩大及心律不齐等。

神经系统检查 检查有无自发眼震，眼震的类型、方向；检查视乳头有否水肿；眼球向各个方面活动，了解有否斜视、复视，皱额、闭眼、鼓腮、示齿，检查面神经是否麻痹；查听力、吞咽情况，有否呛水现象，伸舌是否歪斜，以观察有关颅神经的功能。做指鼻试验、轮替运动、跟膝胫试验，可以检查小脑功能正常与否。

实验室检查 血常规检查有无贫血、感染等，空腹血糖以确定有无糖尿病、低血糖症等，查尿常规、肝肾功能、甲状腺素、甲状旁腺素等；疑为颅内出血，须抽脑脊液，以确诊各种疾病。

影像学检查 经颅多普勒检查(TCD)，颈部血管彩超，头颅CT，颞骨CT，头颅核磁共振(MRI)，磁共振血流成像(MRA)等。

另外，还有听力学以及前庭功能专科检查。这两项检查是眩晕性疾病十分重要的检查项目，且均为无创检查，对人体没有危害。

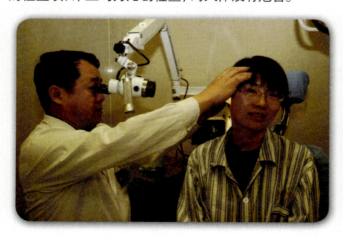

什么叫眼震，它有什么临床意义

　　眼球震颤简称眼震。前庭的周围性病变、中枢性病变和某些眼病均可引起自发性眼震，所以通过眼震检查可了解前庭发生病变的情况。眼震是一种不随意的眼球节律性运动，前庭性眼震由交替出现的慢相和快相运动组成。慢相为眼球转向某一方向的缓慢运动，为前庭刺激所引起；快相则为眼球的快速回位运动，为中枢矫正性运动。眼球运动的慢相朝向前庭兴奋性较低的一侧，快相朝向前庭兴奋性较高的一侧。因快相便于观察，故通常将快相所指方向作为眼震方向。按眼震方向的不同，可分为水平性眼震、垂直性眼震、旋转性眼震等。按眼震强度的不同，可将其分为3度：Ⅰ度眼震仅出现于向快相侧注视时；Ⅱ度向快相侧及向前正视时均有眼震；Ⅲ度向前及向快、慢相方向注视时皆出现眼震。

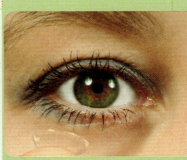

Ⅰ° Ⅱ° Ⅲ°

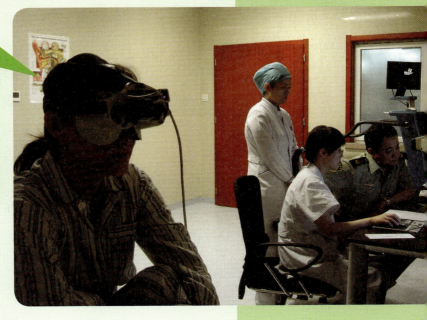

眼球震颤
简称眼震

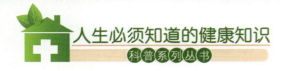

常用的听力学检查包括哪些

很多眩晕性疾病，比如梅尼埃病、突发性聋伴眩晕等，都有听力障碍。听力学检查有助于确诊以上疾病，也可以评价听力损失的程度和性质，指导用药。常用的听力学检查包括以下几项。

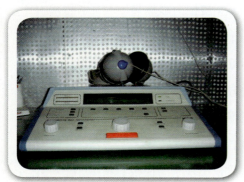

纯音测听仪

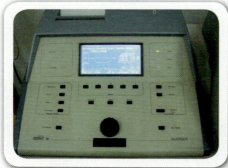

声导抗仪

纯音听阈测试

1）可以判断听力下降的性质：传导性耳聋、感音神经性耳聋、混合性耳聋。

2）判断听力损失程度：听力损失程度参照WHO听力损害分级标准（2006年），分别计算患者双耳气导0.5千赫兹、1千赫兹、2千赫兹、4千赫兹的平均阈值，轻度听力障碍：26~40分贝；中度：41~60分贝；重度：61~80分贝；极重度：>80分贝。

3）听力曲线的类型：高频听力下降型、上升型、平坦型、谷型、切迹型。

声导抗：鼓室曲线图，镫骨肌声反射（声反射阈与纯音听阈之差值≤60分贝可以判断有重振现象）

此外，还有听性脑干反应、耳声发射、耳蜗电图等。

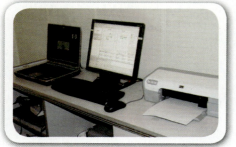

诱发电位测试

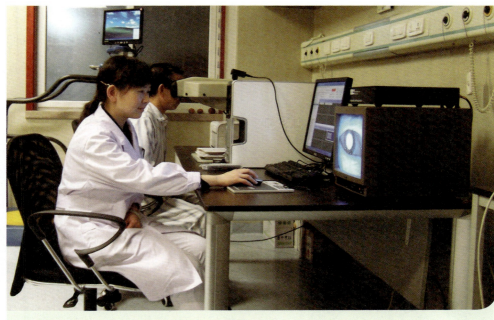

不再眩晕

常用的前庭功能专科检查包括哪些

常用的前庭功能检查包括：

眼震电图 包括视眼动系统功能检查，如凝视眼动反应、扫视试验、平稳跟踪试验、视动性眼震等。检查时，患者固定视野于视频眼罩中，并跟随指示灯移动。此时，电脑记录有无眼震产生以及眼震的方向和幅度，以初步判断前庭功能状态，并判别有无中枢性病变。

前庭脊髓通路检测 静态及动态姿势描记法是近年来对引起眩晕及平衡功能障碍的前庭系统、视觉系统和本体感觉系统疾病的一种新的定量分析和初步定位定性的诊断方法。检测时，患者直立不动，电脑自动记录重心的偏移程度。

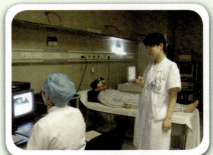

EDI红外线视频眼震电图系统

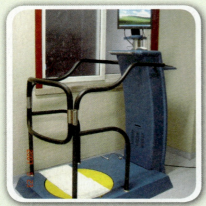

静态及动态姿势描记

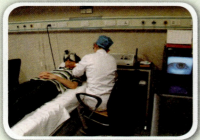

冷热试验检查

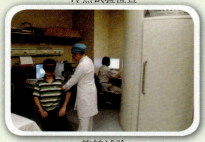

旋转试验

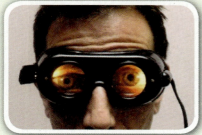

摇头眼震

前庭眼反射通路检测(半规管功能)

1)冷热试验:患者戴上视频眼罩,取仰卧位,头抬高30度,以使水平半规管处于垂直位(使外耳道孔中心与眼中心、外眦连线呈垂直即可)。医生在双侧外耳道分别注入冷热两种温度的气或水,刺激水平半规管并产生眼震,再通过计算机分析眼震参数,判断患耳的侧别。

2)旋转试验:包括速度阶梯试验、正弦谐波加速度试验等。人体在半规管平面以一定的角加速度旋转,产生眼震。医生通过分析眼震的最大慢相速度、增益、位相、优势偏向等评估半规管功能。

3)摇头眼震:患者头前倾30度,在医生协助下左右摇动头部约20秒。眼震电图可以记录摇头眼震。医生根据眼震的分型来诊断病变部位。

4)前庭自旋转试验:根据高频旋转速度刺激的原理,测试前庭眼反射功能的方法。测试时,受检者取直坐位,令受检者注视前方光标,按节拍器或计算机发出的声信号摆动头部18秒。之后,节拍器或计算机声信号频率逐渐增加,范围为2~6赫兹。该范围为人体日常自然头动的频率范围。测试中，受检者左右摆头以检查水平半规管功能，上下摆头以检查垂直半规管功能。最后，取各种频率下的眼动增益、相位和非对称性参数进行评估。

5）头脉冲试验：是一种简单、快速的生理检查。医生操作患者头部作脉冲摆动，并观察视频眼震。通过视频眼罩可以得到一侧半规管脉冲检查的客观结果。

6）震动诱发眼震：暗室中，受检者端坐于靠椅上，检查者采用震动器进行震动刺激。震动部位为双侧乳突和前额正中，医生记录水平和垂直眼震，并作出分析。

耳石器功能检测

1）球囊检测：前庭诱发性肌源性电位(VEMP)是用高强度声波刺激一侧球囊时在紧张的胸锁乳突肌上记录的肌源性电位。这是一种客观、无创的电生理检查方法，对前庭系统及相关疾病的诊断有重要作用。

2）椭圆囊检测：主观垂直视觉是将受试者头部固定，上部身体保持直立，在检查仪上点击鼠标将直线调整到垂直位置。医生分别检查双眼、左眼和右眼的主观垂直视觉偏斜情况并作出功能评价。

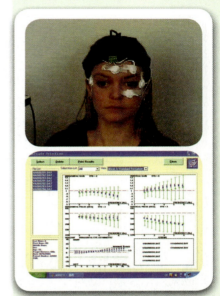

前庭自旋转试验

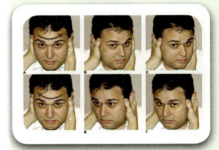

头脉冲试验

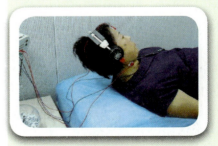

前庭诱发性肌源性电位

不再眩晕

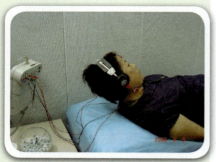

前庭诱发肌源性电位

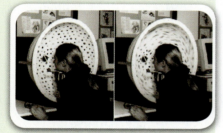

主观垂直视觉

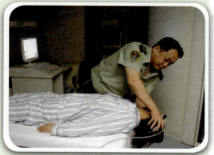

Dix-Hallpike试验

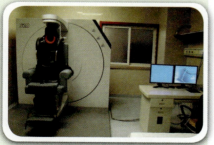

SRM-Ⅳ型全自动良性阵发性位置性
眩晕诊疗系统

3）变位试验（用于良性阵发性位置性眩晕的诊断）：包括滚转试验roll test和Dix-Hallpike试验法。前者类似于在床上左右翻身。后者需在医生帮助下由坐位快速变成平卧位，具体为头向左（或右）转45度，再迅速平卧并使头低于床面30度，观察眼震的有无和变化。每个体位观察20秒左右，或直到眼震消失，并作出判断。

4）SRM-Ⅳ型全自动良性阵发性位置性眩晕诊疗系统：这是良性阵发性位置性眩晕的诊断复位治疗的设备，鉴于良性阵发性位置性眩晕的高发病率，所有眩晕患者均可行此设备的初筛检查。

SRM-Ⅳ型全自动良性阵发性位置性眩晕诊疗系统是怎样进行检查的

此项检查很方便，只需坐在转椅上，系好安全带，带上眼罩即可。医生会按照变位试验方法操作转椅模拟人工翻身和旋转，从而达到改变患者到特定体位诱发眼震和复位的目的。

显而易见，这套诊疗系统比手法诱发试验和复位操作更精准，并且能实现检查床上无法实现的360度滚转复位，对于体形肥胖、患有颈椎病、身体协调性差的人，这是更理想的选择。

进行此项检查需防备某些禁忌证：比如心脏病患者、孕妇需谨慎进行此项检查。

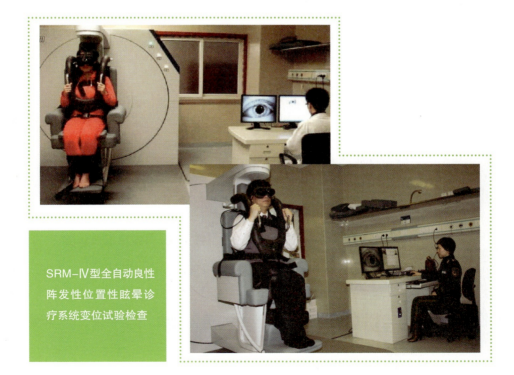

SRM-Ⅳ型全自动良性阵发性位置性眩晕诊疗系统变位试验检查

哪些人需要做前庭功能检查

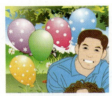

下列情况的患者可考虑前庭功能检查：

1）任何原因所致的眩晕病症。

2）有听力损伤者，特别是低频听力损伤者。

3）有空间定向障碍者(包括飞行人员发生严重飞行错觉者)。

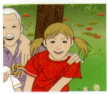

4）有小脑病损可疑者。

5）有颅骨外伤者。

6）有脑供血不足，特别是椎基底动脉供血不足症状而无眩晕者。

7）有晕动病者。

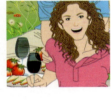

8）有中枢神经系统功能障碍或占位病变可疑者。

9）有自主神经功能失常者。

10）眼动系统功能异常或可疑者。

前庭功能检查有没有禁忌证

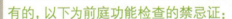

有的，以下为前庭功能检查的禁忌证：

1）癫痫。

2）颅内压增高者。

3）外耳道炎和鼓膜穿孔者禁做冷热试验。

4）眩晕急性发作期，不做诱发性试验，可做自发性试验。

5）口服中枢兴奋或抑制性药物者。

6）脑血管意外发生急性期。

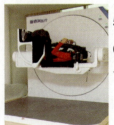

7）严重中枢神经系统疾病卧床不起者，禁做诱发试验，可做自发性试验。

8）严重精神病患者。

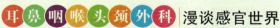
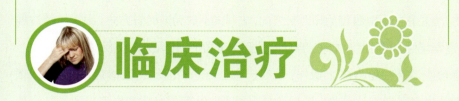

临床治疗

不再眩晕

良性阵发性位置性眩晕

什么是良性阵发性位置性眩晕

良性阵发性位置性眩晕（BPPV）是因特定头位改变而诱发的阵发性短暂眩晕，为最常见的前庭末梢器官病变，亦称为耳石症。发病机制为椭圆囊耳石膜上的耳石脱落到半规管里。此病多见于中老年人，青年人亦可发生。多数病例发病并无明显诱因。可能的诱发因素有头部外伤、情绪波动和劳累等，也可由其他内耳疾病合并发生，如突发性聋、梅尼埃病、前庭神经元炎等。此病预后良好。

良性阵发性位置性眩晕临床特点有哪些

1) 眩晕发作常与某种头位或体位活动有关：激发头位(如左右翻身、起床或患耳向下)时出现眩晕症状，眼震发生于头位变化后3~10秒之内，眩晕则常持续于60秒之内，可伴恶心及呕吐。

2) 眼震特点：确诊BPPV，医生一般要做变位试验：一个叫滚转试验，一个叫Dix-hallpike试

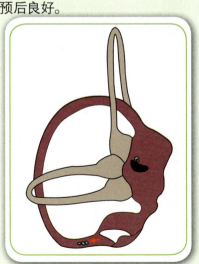

耳石脱落示意图

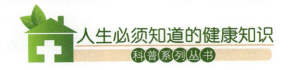
验。前者类似于日常生活中的床上左右翻身和起床。左右滚转翻身时,会出现水平性的向地或背地眼震。后者从坐位倒下至激发头位时会出现一种旋转性的短暂的易疲劳的眼球震动。当左耳向下时眼震为顺时针方向,右耳向下时为逆时针方向。眼震持续过程中,先是逐渐增强,其后逐渐减弱。当从卧位回至坐位时,出现方向相反的眼震。

这个检查以前在检查床上操作,现在已有全自动的前庭功能诊疗系统,可以依靠设备帮助患者完成上述动作。这对于体形肥胖、患有颈椎病的患者来说是一个更佳的选择,并且检查比人工操作更精准。

3)BPPV病程可为数小时至数周,个别可达数月或数年。眩晕可周期性加重或缓解。严重者于头轻微活动时即出现眩晕,间歇期可无任何不适、或眩晕发作后可有较长时间的头重脚轻及飘浮感。

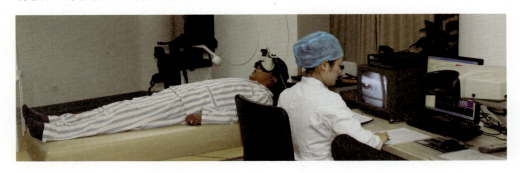

良性阵发性位置性眩晕的治疗和预后怎样

良性阵发性位置性眩晕是一种良性的自限性的疾病,但其自愈的时间有时可长达数月或数年,严重的可使患者丧失工作能力,故应尽早地治疗。治疗以复位治疗为主。

耳石复位 目的是使沉积在半规管的耳石复位。根据耳石异位的半规管的不同,手法不同。

心理治疗 本病为良性过程,无严重的后遗症,患者不应有过重的精神负担。

体位和头位的保健 当眩晕发作剧烈时,尽量避免采用可引起眩晕发作的体位和头位。

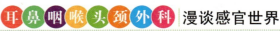

抗眩晕药 可以酌情服用改善内耳微循环的药物,如氟桂利嗪(西比灵)、甲磺酸倍他司汀(敏使朗)以及辩证使用中医中药等。

前庭康复操和前庭习服疗法 目的是促进前庭功能代偿和恢复,增加对眩晕的耐受能力,可在医生指导下进行。

良性阵发性位置性眩晕有哪些复位治疗方法

复位治疗在BPPV的治疗中起重要的作用,方法主要有以下几种。

● 后半规管BPPV的治疗

该方法由Epley于1992年提出,其依据为半规管结石症学说,目的是借助定向的头位活动及摆动使管石依靠自身重力作用逐步从后半规管重新回到椭圆囊。具体治疗分五步进行(以右后半规管为例):①患者快速头右转45°,悬头仰卧;②将头向左回转45°;③头与躯干同时向左转135°,使脸朝下45°;④保持头和身体向右转,扶患者坐起;⑤头转向正前方,低头20°。每种头位需30秒,或至眼震完全消失,每完成一步要观察和记录眼震,待眼震终止后方可做下一步。治疗结束后嘱患者保持头部相对垂直24小时,以减小耳石又回到后半规管的可能。

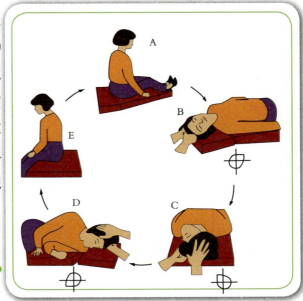

Epley管石复位法
A.坐位;B.头右转45°;C.低于床面30°,头向左转90°;D.头下转135°;E.坐起,头低20°

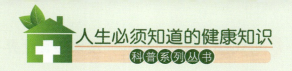

外半規管BPPV的治療 Lempert法（Barbecue翻滾法）　由Lempert等

（1996）設計的復位方法較為常用，具體方法為：①囑患者仰臥；②頭向健側轉動

90°；③身體轉動180°，由仰臥變為俯臥而頭位保持不變；④繼續轉頭90°至面部

向下；⑤繼續轉頭90°至患耳向下；⑥恢復直立，每次頭位變換需迅速在0.5秒內

完成，每一體位保持30~60秒直至眼震消失。整個過程頭部共轉動270°。

360度滾轉復位法（如圖）

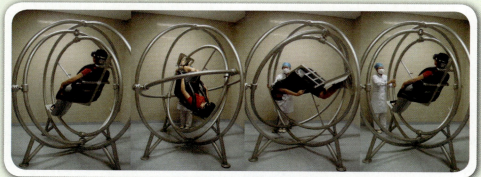

右後半規管360°滾轉復位

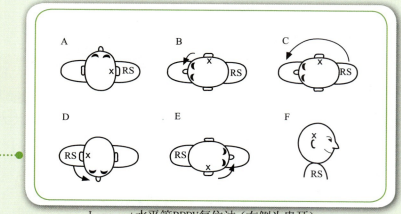

Lempert水平管BPPV復位法（右側為患耳）

A.仰臥；B.頭向健側轉90°；C.身體轉動180°；D.轉頭90°至面部向
下；E.再轉頭90°至患耳向下；F.端坐；RS:右肩

BPPV的习服练习是怎样做的

患者迅速向患侧卧位，眩晕消失后保持30秒，然后坐起等待眩晕消失。患者应向对侧重复以上运动，停留30秒，坐起。整个治疗练习重复10～20遍。每天3次，如果连续2天无眩晕出现，可停止治疗。

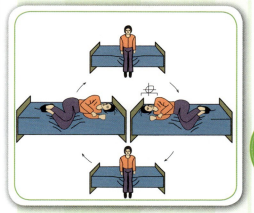

Brandt-Daroff法

复位后有哪些注意事项，复位后还会复发吗

复位之后，患者应尽量休息，保证充足的睡眠，并避免头位向患侧倾斜，最好24小时内相对固定头位，严禁剧烈活动头部、作颈部按摩等。

依据临床资料统计，此病一次复位成功率不低于80%，少数患者（约4%～7%）可能会复发。复发的治疗仍以复位治疗为主。

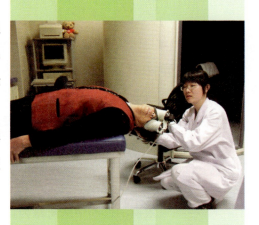

不再眩晕

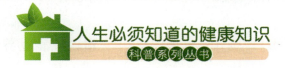
梅尼埃病

什么是梅尼埃病

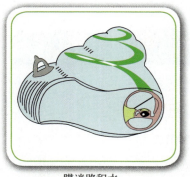

膜迷路积水

梅尼埃病为一特发性内耳疾病，具有眩晕、耳聋、耳鸣及耳内闷胀感等症状。多为单耳发病，发病原因不明，男女发病率无明显差异，患者多为中年女性，70岁以上老人发病罕见，近年亦有儿童病例报告。关于病因的学说甚多，尚无定论，如变态反应、内分泌障碍、维生素缺乏及精神神经因素等引起自主神经功能失常，因之使血管神经功能失调，毛细血管渗透性增加，导致膜迷路积水，蜗管及球囊膨大，刺激耳蜗及前庭感受器时，引起耳鸣、耳聋、眩晕等一系列临床症状。此病不经过治疗，症状可自行缓解，亦可反复发作。发作时间间隔不定，但也有发作一次不再发作者。

梅尼埃病名称的由来

1861年由法国医师Prosper Meniere首次提出，是一种原因不明的、以膜迷路积水为主要病理特征的内耳病。临床表现为反复发作性眩晕，感音神经性聋，耳鸣，可有耳内胀满感。首次发作的梅尼埃病一般表现为低频耳鸣和听力下降，伴有患耳闷胀感或压力感。梅尼埃病眩晕持续时间一般为数十分钟至24小时。

梅尼埃病的诊断依据是什么

在梅尼埃病的诊断中病史最为重要。辅助检查如纯音测听、耳蜗电图、冷热试验、VEMP、甘油试验对梅尼埃病有诊断价值，其中以甘油试验价值最大，是梅尼埃病诊断的金标准。

梅尼埃病发作时有哪些典型症状

梅尼埃病的症状各人不尽相同。发作期的主要症状为：发作突然，可在任何时间发作，甚至入睡后也可发作。最常见的症状是：患者睁眼时，感觉房子或周围物体在转动，闭眼时则自觉身体在旋转，眩晕来势猛烈时可使患者突然倒地。发作期间患者睁眼或转动头部则症状会加重，故大多数患者闭目静卧，头部和身体都不敢转动。多数患者在发作时出现单侧耳鸣及耳聋，少数是双侧的。约25%的患者在发作前已有耳鸣及耳聋出现，而在发作后加重。

其余约75%在眩晕发作后才逐渐出现耳鸣或耳聋。耳鸣/耳聋属于神经性耳鸣/耳聋，发作剧烈时耳鸣也加重。发作时，患者常伴有不敢睁眼、恶心、呕吐、面色苍白、出汗、甚至腹泻等一系列症状。部分患者伴有头痛；患者的意识清醒。

发作期转为间歇期有两种形式：一种是眩晕及伴随症状突然消失，一种是眩晕逐渐变为头昏。梅尼埃病的间歇期长短不一，从数月到数年，每次发作程度也不一样。听力随着发作次数的增加而逐渐减退，最后导致耳聋。

不再眩晕

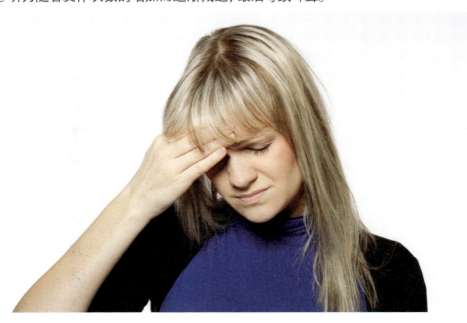

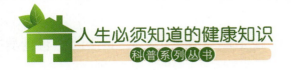

梅尼埃病剧烈发作是否会危及生命

　　这种情况是不会发生的。此病虽然症状剧烈，但病变集中在内耳系统，发作时患者意识清楚，不会发生生命危险。但应注意几个问题：①若眩晕伴较长时间剧烈呕吐，应及时就诊并适当补充液体；②若患者有动脉硬化或脑动脉供血不足伴发眩晕，应早治疗原发病，避免病情加重，发生脑梗死。

梅尼埃病应该做哪些检查

　　急性发作者，可见卧床不起，面色苍白，精神紧张，表情恐惧。检查可见：

　　1) 眼震：发作高潮期，可见自发性眼震。

　　2) 听力学检查：包括纯音听阈测试、声导抗测试、耳蜗电图测试。

　　3) 甘油试验：要求患者口服甘油试剂并每隔一小时检查纯音测听，连做三次。这是利用甘油脱水的特性暂时减轻膜迷路积水的纯音测听，如果服药后的听力得到提高，则证实了膜迷路积水的存在。

　　4) 前庭功能检查：以冷热试验为主，大部分患者检查有一侧的水平半规管功能减弱。

发作期的梅尼埃病患者有哪些注意事项

　　1) 饮食方面：此类患者的膜迷路多处于积水状态，内淋巴理化特性多呈钠高钾低。因此，在饮食方面应选用"两高两低"特点的饮食，即高蛋白、高维生素、低脂肪、低盐饮食，如瘦肉、鲜鱼、活禽等炖汤频服，亦可多食些水果、韭菜、胡萝卜、芹菜等高维生素的蔬菜瓜果。

　　2) 生活起居方面：在发作期应卧床休息，房间光线以稍暗为宜，避免环境嘈杂吵闹，宜安静养息。待症状缓解后宜逐渐下床活动，避免长期卧床。

　　3) 对久病、频繁发作、伴神经衰弱者，要多方解释病情，解除精神紧张和恐惧心理。注意生活规律性，禁用烟、酒、咖啡等刺激品。

4）发作期过后，症状缓解，原从事驾驶、体操、舞蹈等方面工作者，不宜急于恢复原来的工作和训练。待经过一阶段充分治疗和休息之后，患者身心均有较好的恢复，仍可以从事原工作。但须常备地西泮（安定）、地芬尼多（眩晕停）等前庭抑制剂方面的药物，以防眩晕突然发作。

如何有效治疗梅尼埃病

梅尼埃病可用药物或手术治疗。

1） 一般治疗：发作时要静卧，戒急躁，进清淡低盐饮食，限制入水量，忌用烟、酒、咖啡。在间歇期要鼓励患者锻炼身体，增强体质，注意劳逸结合。

2）药物治疗：发作期间治疗原则以减轻迷路积水缓解症状为主，可用20%甘露醇250毫升快速静脉滴注，每天2次，近期临床效果相对明显；对于严重呕吐、眩晕、心悸者可以给予镇静、止吐治疗。①保持安静，静卧；②对症治疗，使用镇静药：如地西泮（安定）、利多卡因等，可配合使用异丙嗪（非那根）；③应用利尿药：氢氯噻嗪，氨苯蝶啶；④酌情选用血管扩张药：氟桂利嗪，甲磺酸倍他司汀片等。

3）外科治疗：手术只适用于药物治疗无效且听力严重丧失的患者。局限于单侧有病的患

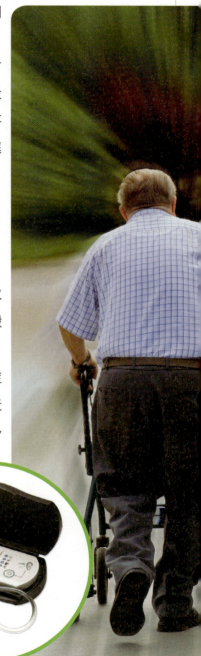

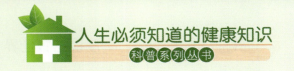

者。据统计，梅尼埃病只有5%的患者需手术治疗。手术概括为：破坏性、半破坏性、保守性三种类型。

手术治疗包括：内淋巴囊减压术、球囊造瘘术、迷路破坏术、前庭神经切断术。一般的患者多不接受破坏性、半破坏性手术。

4）美尼特（Meniett）治疗：美尼特低压脉冲治疗仪主要利用低压的脉冲压力波传导到内耳膜迷路，改善内淋巴的循环，减轻内耳膜迷路积水从而达到治疗效果。该治疗仪使用简单，患者可在任何时间、地点自我治疗；无创伤，无并发症，安全且效果好；治疗后不需额外的康复和药物治疗。

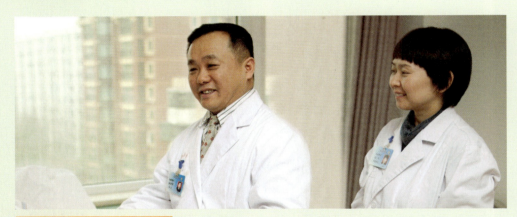

突发性聋

什么是突发性聋

突发性聋是一种突然发生的原因不明的感音神经性耳聋，中医又称暴聋。De Klevn（1944年）首先描述此病，发病率逐年有所增加。据Byl1984年统计，突聋每年发病率约为1/10万。两耳发病占4%。性别、左右侧发病率无明显差异。随年龄增加发病率亦增加，患病时年龄在40岁或40岁以上者占3/4。发病急，进展快，除听力下降外，往往还伴有程度不等的眩晕。治疗效果与就诊时间直接相关，为耳科急诊。就诊时间以一周内为宜，十日后就诊效果不佳。

突发性聋的病因是什么

突聋的病因目前尚不明确，其发病机理也存在多种假说，如病毒感染学说、内耳供血障碍学说、自身免疫学说及膜迷路破裂学说等。各种诱发因素在突聋的发病中也有重要作用。常见的诱发因素有感冒、疲劳、情绪波动等。

突发性聋有哪些特点

耳聋　此病来势凶猛，听力损失可在瞬间、几小时或几天内发生，也有晨起时突感耳聋。慢者耳聋可逐渐加重，数日后才停止进展。其程度自轻度到全聋。可为暂时性，也可为永久性。多为单侧，偶有双侧同时或先后发生。可为耳蜗聋，也可为蜗后聋。

耳鸣、耳闷　耳聋前后多有耳鸣发生，约占70%。一般于耳聋前数小时出现，多为嗡嗡声，可持续1个月或更长时间。有些患者可能强调耳鸣而忽视了听力损失。

眩晕　大约有一半的突聋伴有不同程度的眩晕，约10%重度耳聋有恶心、呕吐，可持续4~7天。轻度晕感可存在6周以上。少数患者以眩晕为主要症状而就诊，易误诊为梅尼埃病。数日后缓解，眩晕发作与一侧或双侧的前庭功能损害有关，可逐渐恢复。

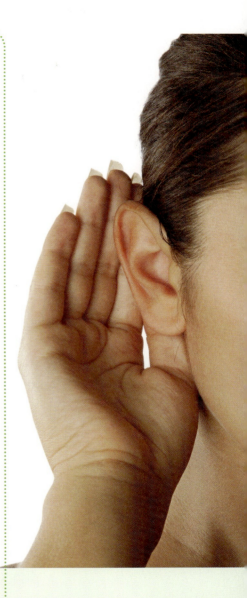

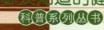
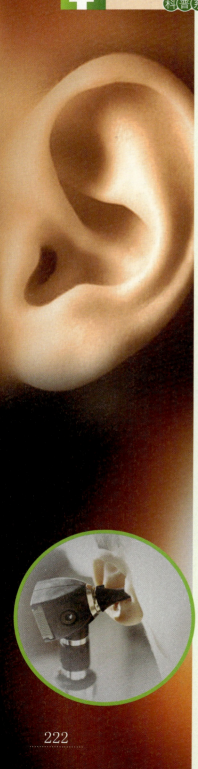

突发性聋为什么会伴随眩晕

内耳血液供应障碍学说认为，内耳血液供应血管为末梢血管，而且其吻合支少，这就增加了内耳供血系统的脆弱性。这些血管的调控除了受到自主神经及局部调控机制的影响外，也受颈神经节及交感神经节后纤维的影响，因而内耳末梢血管容易出现血栓或栓塞、血管痉挛，血流量下降，耳蜗血液灌流减少，使内耳缺血、缺氧，导致内耳毛细胞坏死和退行性改变。当病变累及前庭时，就会产生眩晕症状。

突发性聋的诊断依据是什么

病史 病毒感染所致突聋患者可清楚地提供流感、上呼吸道感染、鼻窦炎等，或与病毒感染者接触的病史，这些可发生在听力损失前几周。血管病变致突聋者可提供心脏病或高血压史，也可有糖尿病、动脉硬化、高胆固醇血症或其他影响微血管系统的系统性疾病的病史。迷路膜破裂患者多有一清楚的用力或经历过气压改变的病史，如困难的排尿、排便、咳嗽、打喷嚏、弯腰、大笑等，或游泳、潜水、用通气管或水下呼吸器的潜水或异常的飞行活动。

全身检查 应针对心血管系统、凝血系统、新陈代谢和机体免疫反应。神经系统检查应排除内听道和小脑桥脑角病变，椎基底和大脑血管循环障碍，如摄内听道片和颈椎片、头颅CT扫描、眼底和脑血流图检查。

实验室检查 包括血常规、血生化、凝血、易栓症检查。

耳镜检查 鼓膜常正常，也可微红。

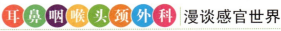

听力检查 纯音测听气骨导阈值上升。

前庭功能检查 应包括视眼动系统功能检查（凝视眼动反应、扫视试验、平稳跟踪试验、视动性眼震）、冷热试验、位置性眼震试验。

突发性聋治疗方案和原则有哪些

治疗方案

1）突发性聋治疗方案：积极扩血管配合降纤维蛋白原治疗，以改善内耳微循环，同时营养神经、激素治疗，常用药物有前列地尔、巴曲酶，营养神经应用维生素B_1、腺苷钴胺，激素有地塞米松等。

2）突发性聋的治疗原则：发作7天内使用改善微循环或营养神经药物治疗可取得疗效。所以，一旦发生突发性耳聋，应抓紧时间治疗。

治疗原则

1）一般治疗：患者尽可能住院治疗，卧床休息。

2）营养神经类药物：应使用维生素B_1、维生素B_{12}、谷维素及能量合剂（ATP、辅酶A、细胞色素C）等药物。

3）血管扩张剂：主要用于血管病变引起的突聋。常用的药物有前列地尔、中药制剂川芎嗪、天麻碱、银杏叶制剂（金纳多）等。

对于血液高凝倾向的患者，可以规范使用巴曲酶、降纤维蛋白、改善微循环治疗。患有高血压、糖尿病、高脂血症的患者，积极治疗原发病。

4）其他治疗方法：如高压氧治疗、微波理疗等。高压氧可以改善内耳细胞的供氧，促进病灶组织细胞的功能恢复；微波治疗具有改善内耳微循环、减轻炎症反应的作用。

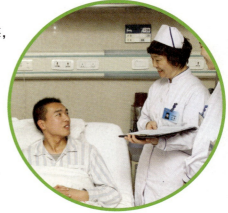

不再眩晕

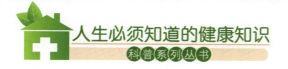
突发性聋的预后怎么样

突发性聋在不进行治疗的情况下，只有极少数的患者能自愈，而经规范治疗，约1/3的患者可以基本恢复到发病前的听力水平，另外1/3的患者可以部分恢复，而剩下1/3的患者可能永久存在听力损失。突发聋的预后跟患者的听力损失的程度、病程的长短以及是否伴有眩晕有关。如果伴有眩晕，说明病变更广泛，预期疗效不如不伴随眩晕的患者，更需要及时规范的治疗。

突发性聋怎样预防与调养

1）突发性耳聋的患者应安心静养，尤应避免接触噪声或过大的声音。不要长时间接听电话、戴耳机听音乐等等。保持家庭环境整洁，病人心情舒畅，才有利于疾病恢复。

2）预防感冒，有一部分突发性耳聋的患者可能与感冒有间接关系，故预防感冒可减少发病因素。

3）注意勿过度劳累，做到起居有时，饮食定量。本病多发于中年人，故中年人更应注意这一点。

4）情绪稳定，忌暴怒狂喜，因为这些均可使人体内神经体液调节失去平衡，造成耳部血循环障碍，发生耳聋。

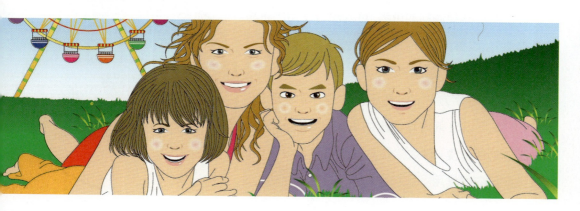

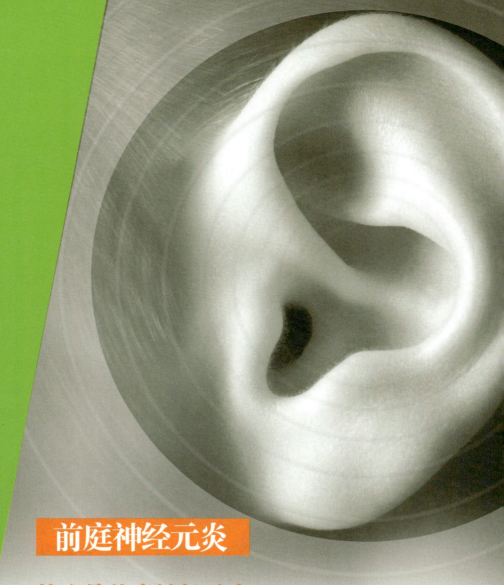

前庭神经元炎

什么是前庭神经元炎

　　前庭神经元炎也称前庭神经炎。是一侧前庭的不完全受损，这种部分损伤只累及感受水平半规管和上半规管运动的前庭上神经。前庭神经元炎发生的原因是前庭神经节隐匿的单纯疱疹病毒被激活。临床特点为突然发生，恶心、呕吐明显，平衡障碍，可见水平或旋转性眼震。症状在数天后逐渐减轻，完全恢复需1~3月。由于前庭代偿，即使一侧功能全丧失也可康复。

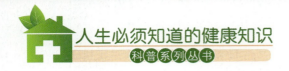
前庭神经元炎的发病机理是什么

前庭神经元炎的病因尚不清楚,最权威的研究为病毒感染,病变部位在前庭神经元。本病被认为是累及第8颅神经前庭支的神经元炎,因为它呈频繁流行性的发生,并特别好发于青少年,故认为病因系病毒所致。

前庭神经元炎有哪些临床表现

以眩晕为主要临床表现,一般有发热等类似感冒的前驱症状。眩晕的第一次发作是严重的,伴发恶心和呕吐,持续7~10天。出现向患侧的持续眼震。该病一般可以自愈,可能表现为仅有一次的发作,或在过了12~18个月后有几次后续发作;每次后续发作都不太严重,持续时间较短。无耳聋或耳鸣伴发。

1)本病多发于30~50岁,两性发病率无明显差异。

2)起病突然,病前有发热、上感或泌尿道感染病史,可为腮腺炎、麻疹及带状疱疹病毒引起。

3)临床表现以眩晕最突出,头部转动时眩晕加剧,眩晕于数小时至数日达到高峰,后渐减轻。多无耳鸣、耳聋;严重者倾倒、恶心、呕吐、面色苍白。

4)病初有明显的自发性眼震,多为水平性和旋转性,快相向健侧,病情演变过程中眼震方向可发生改变。

5)前庭功能检查显示单侧或双侧反应减弱,部分病例痊愈后前庭功能恢复。

6)病程数天到6周,逐渐恢复,少数患者可复发。

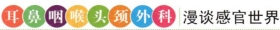

前庭神经元炎有哪些治疗措施

在眩晕的急性发作期，可依照梅尼埃病的处理法进行症状的抑制。对长时间的呕吐，有必要行静脉补液和电解质以作补充和支持治疗。

病因治疗以抗病毒治疗为主，常用的有利巴韦林注射液，中药的板蓝根、双黄连也有不错的效果。同时辅以激素如地塞米松减轻神经炎性病变。在前庭功能恢复期，前庭功能的康复训练是必要的。患者可以做前庭康复训练，促进前庭功能的恢复。

前庭康复训练包括哪些

前庭疾病一般性康复干预首选Cawthorne—Cooksey练习。这种练习是由一系列由简单到复杂的头动组成，如掷球练习。Cawthorne—Cooksey练习的主要优点是经济有效。患者应定期就诊，需要接受一些指导。一些非专业化的活动也可用于前庭康复，原则上，这些活动应在头、身体活动时也有眼的活动。很多非专业化的活动如高尔夫、保龄球、网球运动都要求头、身体和眼的联合行动。关键是找到一种安全、有兴趣的活动。绕房子行走并环顾四周、跳舞都是很好的前庭康复性活动。替代性平衡活动，如瑜伽、太极以及武术等活动也很适用于康复。太极、瑜伽有放松的功能，对于伴有焦虑的头晕与平衡障碍是有益的。这些活动较个体化的治疗花费低，最适用于经过康复师指导的患者。

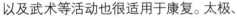

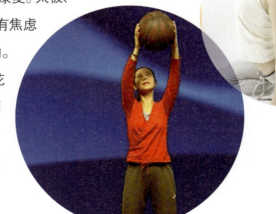

不再眩晕

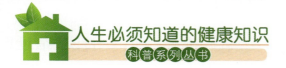
后循环缺血

什么是后循环缺血

　　后循环又称椎—基底动脉系统，由椎动脉、基底动脉和大脑后动脉组成，主要供血给脑干、小脑、丘脑、海马、枕叶、部分颞叶及脊髓。后循环缺血（PCI)是常见的缺血性脑血管病，约占缺血性卒中的20%。

后循环缺血的病因和发病机制是什么

　　1) 动脉粥样硬化是PCI最常见的血管病理表现。导致PCI的机制包括：大动脉狭窄和闭塞引起低灌注、血栓形成、动脉源性栓塞、动脉夹层等。动脉粥样硬化好发于椎动脉起始段和颅内段。

　　2) 栓塞是PCI的最常见发病机制，约占40%。栓子主要来源于心脏，主动脉弓、椎动脉起始段和基底动脉。最常见栓塞部位是椎动脉颅内段和基底动脉远端。

　　3) 穿支小动脉病变包括脂质透明病、微动脉瘤和小动脉起始部的粥样硬化病变等损害，好发于桥脑、中脑和丘脑。

后循环缺血有什么临床表现

　　脑干是重要的神经活动部位，脑神经、网状上行激活系统和重要的上下行传导束在其间通过。当血供障碍而出现神经功能损害时，会出现各种不同但又相互重叠的临床表现。因此PCI的临床表现多样，缺乏刻板或固定的形式，临床识别较难。

　　PCI的常见临床症状包括头晕、眩晕、眩晕严重时可伴有恶心、呕吐等。此外还有肢体或头面部的麻木、肢体瘫痪、感觉异常、步态或肢体共济失调、构音或吞咽障碍、跌倒发作、偏盲、声嘶等。

确诊循环缺血后需要做哪些检查

进行颈部血管超声、颅颈部CTA(血管增强造影)等可以确定有无后循环的血管病变。

后循环缺血有哪些危险因素

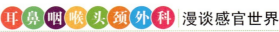

主要是不可调节的因素和可调节的因素。不可调节的因素有年龄、性别、种族、遗传背景、家族史、个人史等。可调节的因素有生活方式(饮食、吸烟、活动缺乏、肥胖等)及多种血管性危险因素，后者包括高血压、糖尿病、高脂血症、心脏病、卒中/短暂性脑缺血发作(TIA)病史、颈动脉病、周围血管病、血液高凝状态、高同型半胱氨酸血症、口服避孕药等。

颈椎骨质增生是不是后循环缺血的主要原因

以往认为转头/颈使骨赘压迫椎动脉，导致后循环缺血，由于前庭神经核对缺血敏感，故而产生头晕/眩晕。大量的临床研究证明，与老化有关的颈椎骨质增生绝不是PCI的主要危险因素，因为：①PCI患者除有颈椎骨质增生外，更有动脉粥样硬化，无法确定是骨赘而非动脉粥样硬化致病。在有或无PCI的中老年人群间，颈椎骨质增生的程度并无显著差别，只有血管性危险因素的不同；②病理研究证明椎动脉起始段是粥样硬化的好发部位，而椎骨内段的狭窄/闭塞并不严重。

后循环缺血应该看哪一科

当患者高度怀疑患有后循环缺血时，可以优先选择神经内科进行诊断和治疗。但进行前庭功能的检查，特别是变位试验检查排除良性阵发性位置性眩晕是很有必要的。

229

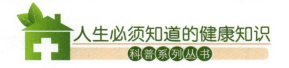

短暂性脑缺血发作

什么是短暂性脑缺血发作

　　短暂性脑缺血发作（TIA）是指伴有局灶症状的短暂的脑血液循环障碍，以反复发作的短暂性失语、瘫痪或感觉障碍为特点，症状和体征在24小时内消失。

　　一过性脑缺血发作，是指颈内动脉或椎—基底动脉缺血导致的相应区域一过性局灶性脑或视网膜功能障碍，每次发作持续数分钟，通常在30分钟内完全恢复，但常有反复发作。

哪些病可以引起TIA发作

　　TIA多与高血压动脉硬化有关。其发病可能由多种因素引起。

　　1）微血栓：颈内动脉和椎—基底动脉系统动脉硬化狭窄处的附壁血栓、硬化斑块及其中的血液分解物、血小板聚集物等游离脱落后，阻塞了脑部动脉，当栓子碎裂或向远端移动时，缺血症状消失。

　　2）脑血管痉挛：颈内动脉或椎—基底动脉系统动脉硬化斑块使血管腔狭窄，该处产生血流旋涡流。当涡流加速时，刺激血管壁导致血管痉挛，出现短暂性脑缺血发作，旋涡减速时，症状消失。

　　3）脑血液动力学改变：颈动脉和椎—基底动脉系统闭塞或狭窄时，如患者突然发生一过性血压过低，由于脑血流量减少，而导致本病发作；血压回升后，症状消失。本病多见于血压波动时，此外，心律不齐、房室传导阻滞、心肌损害亦可使脑局部血流量突然减少而发病。

　　4）颈部动脉扭曲、过长、打结或椎动脉受颈椎骨增生骨刺压迫，当转头时即可引起TIA发作。

TIA有哪些临床特征

60岁以上老年人多见，男多于女。多在体位改变、活动过度、颈部突然转动或屈伸等情况下发病。

1）颈动脉系统的TIA较椎—基底动脉系统TIA发作较少，但持续时间较久，且易引起完全性卒中。最常见的症状为单瘫、偏瘫、偏身感觉障碍、失语、单眼视力障碍等。亦可出现同向偏盲及昏厥等。

2）椎—基底动脉系统TIA较颈动脉系统TIA多见，且发作次数也多，但时间较短。主要表现为脑干、小脑、枕叶、颞叶及脊髓近端缺血。神经缺损症状，常见为眩晕、眼震、站立或行走不稳、视物模糊或变形、视野缺损、复视、恶心或呕吐、听力下降、球麻痹、交叉性瘫痪，轻偏瘫和双侧轻度瘫痪等。少数可有意识障碍或猝倒发作。

TIA的预后如何

TIA常系脑血栓形成的先兆。颈动脉TIA发病1个月内约有半数、5年内约有25%～40%患者发生完全性卒中；约1/3发作自然消失或继续发作。高龄体弱、高血压、糖尿病、心脏病等均影响预后，主要死亡原因系完全性脑卒中和心肌梗死。

TIA的治疗方案

TIA可自行缓解，治疗着重于预防复发。应调整血压，改善心功能，保持有效血液循环，纠正血液流变异常，避免颈部过度屈伸活动，并长期口服抑制血小板聚集剂，如阿司匹林0.05～0.1克，1～2次/天。

眩晕的中医治疗和养生

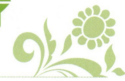

眩晕的中医药治疗

从中医角度来说，本病多由风、火、痰、虚为患，就脏腑而言，与肝、脾、肾三脏关系较为密切。脾为生痰之源，脾气受损，湿阻生痰，痰甚生风，故有"无痰不眩，无火不晕"之说。《内经》云："诸风掉眩，皆属于肝"，足厥阴肝为风木之藏，厥阴风木为少阳相火为居，肝阴耗损，肝阳偏亢，上扰清空，风火皆属阳而主动，两动相搏则为旋转，肝肾不足，髓海空虚，究之肾为肝母，肾主藏精，精虚则脑空，脑空则旋转耳鸣。其他思虑过度，劳伤，出血等致气血两亏，气虚则清阳不展，血虚则脑失营养，均可导致脑转耳鸣。

眩晕在治疗上以补虚为主，平肝为辅，配合除痰、降火等治疗方法。对痰盛气虚型的患者，其病因主要在脾虚气虚，脾虚则水湿内停，聚湿生痰，痰甚则生风，风动则头眩耳鸣。因此在治疗时需抓住脾虚气虚这个根本，拟方重用黄芪、党参、白术以健脾益气，茯苓配上桂枝以通阳化气，温化水饮，同时配天麻、僵蚕、胆星以平肝化痰熄风，达到健脾，痰消风自熄的目的。对肝肾不足型的患者，治疗时抓住肝、肾、阴虚为主。肾为肝之母，肾阴不足则不能涵养肝木，肝阴不足则阳气偏亢，上扰清空发生眩晕。因此治疗时重以滋养肝肾为主，辅以平肝息风。方用杞菊地黄丸滋补肝肾之阴，天麻、钩藤、石蕨旺、生龙牡平肝潜阳，佐以黄芩、栀子泻偏亢之火，使其全方互相协调，相得益彰。气血两虚的患者，着重抓住气血虚为主，气虚则清阳不展，血虚

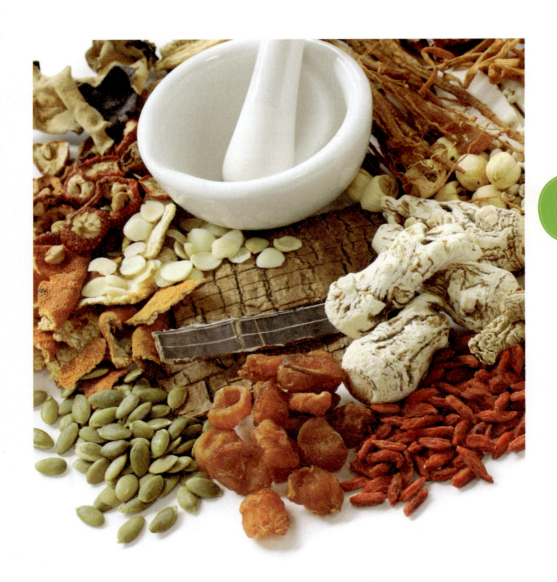

则脑失营养，故忽眼黑生花或坐舟车为眩晕。方用人参、黄芪以补气补阳，当归、熟地以补血补阴，辅以菊花、天麻、生龙牡、陈皮以平肝化痰息风，病愈后可用平肝息风药，重以补气血巩固善后，使其顽痰自愈。治疗眩晕性疾病时，平肝熄风，除痰，降火之药，原则上只能暂用，不能常用，中病则止，以免伤身体，加重病情。

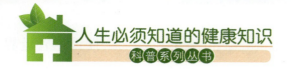
眩晕患者如何养生

劳逸结合、调畅情绪 《内经》云："诸风掉眩，皆属于肝"，而人的情志变化与中医肝的生理和病理密切相关。着急、恼怒、紧张、恐惧、焦虑等均不利于疾病的康复，甚至成为复发的诱因。患者应正确对待自己的疾病，既不要抱"无所谓"的态度，但亦不要忧心忡忡，提心吊胆。现代医学表明长期忧愁、紧张心理更易加重自主神经功能的失调，从而加重病情。平日里，患者应注意劳逸结合，避免劳累，保持乐观的情绪、舒坦的心情，并适当多地参加文娱活动，多与亲戚朋友及同事交往，以清除紧张心理。患者的卧室以整洁安静、光线稍暗为好。

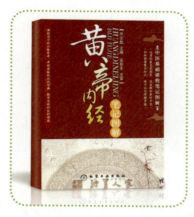

注意饮食调养 一般说来，患者的饮食宜清淡、富有营养，可常食用鱼、肉、蛋、蔬菜、水果等食物，而肥腻辛辣之品(如肥肉、烟、酒、辣椒、胡椒等)容易助热、耗气，不宜多食。此外，由于本病的特殊性，还要求患者低盐饮食；梅尼埃病患者注意不要饮水过量。

加强锻炼，增强体质 患者宜注意加强锻炼，并根据身体情况制定合适的锻炼方案，持之以恒，循序渐进，从而达到增强体质，提高抗病能力的目的。一般说来，患者的锻炼方式可选跑步、散步、打球、舞剑、太极拳、八段锦、气功等。对于前庭性眩晕的患者，前庭康复操也是不错的选择。

注意安全，防止意外 眩晕症是一种发作性疾病，可以在无明显诱因及先兆的情况下突然发生，因此患者平时生活工作宜注意安全。眩晕症患者外出时，应由家人陪伴，以防意外事件发生。不要剧烈摆动头部，不要登高，不要在拥挤的马路上及江河水塘边骑车。另外，患者最好不要从事高度紧张，容易出危险的工作。

眩晕症临床表现复杂多样，涉及几十种疾病。患者应积极预防，控制原发病。一旦出现症状应尽快到医院诊治，以免耽误病情。

眩晕症有哪些常用的中医食疗方法

肝火上扰者，当平肝清火，降压定眩

肝火上扰型眩晕，可见眩晕如坐舟车，头部胀痛，耳鸣，性情急躁，常因恼怒而晕痛加重，面赤烦热，睡眠多梦，四肢麻木，口苦，苔黄，质红，脉弦数等症。可选用以下食疗方。

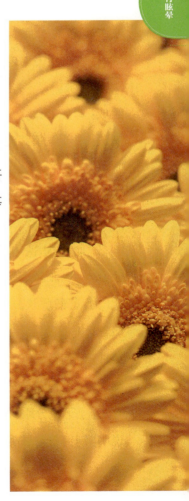

不再眩晕

槐花菊花饮

组成：槐花15克，菊花10克，蜂蜜20克。

制法：将槐花、菊花洗净后入锅，加水适量，煎煮20分钟，去渣取汁，兑入蜂蜜，搅匀即成。

吃法：上下午分服。

说明：槐花具有良好的清肝降火作用。现代研究资料证实，槐花芸苷可软化血管，扩张冠状动脉，降低血中胆固醇含量，并且有显著的降压作用。菊花平肝明目泻火。现代研究也发现，菊花具有明显的扩张冠状动脉、降低血压等作用。所以本食疗方可作为肝火上扰，肝阳上亢型眩晕的日常保健饮料。

复合芹菜汁

组成：芹菜200克，番茄200克，莴苣嫩叶200克，蜂蜜2克。

制法：将芹菜、莴苣去根及叶洗净后用温水浸泡片刻，切段与番茄同入打成汁，滤过将滤液倒入玻璃杯中加入蜂蜜搅匀即成。

吃法：当饮料，分2~3次服完。

说明：经常服用复合芹菜汁，有缓和而持久的平肝清火定眩功效。经临床观察，本食疗方对高血压病、动脉粥样硬化引起的眩晕有良好的食疗功效。

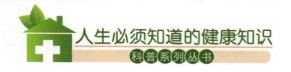

痰浊中阻型, 宜化痰和中, 泻浊定眩

痰浊中阻型眩晕, 可见眩晕阵作, 头重如蒙, 视物旋转, 动作晕甚, 恶心, 呕吐痰涎, 胸闷脘痞, 食少, 嗜睡, 苔白腻脉弦滑等症。可选用以下食疗方。

天麻橘皮泽泻饮

组成: 天麻15克, 橘皮20克, 泽泻20克, 蜂蜜20克。

制法: 将天麻洗净泥土, 蒸透, 晒干, 切片。橘皮洗净外皮加水适量, 煎煮30分钟, 去渣取汁, 兑入蜂蜜, 搅匀即成。

吃法: 上下午分服。

说明: 本食疗方对内耳迷路引起的眩晕有显效。

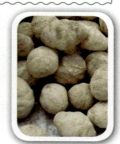
泽泻

荸荠雪梨汁

组成: 荸荠250 克, 雪梨250克。

制法: 将新鲜荸荠洗净, 切片。雪梨去果皮, 切片, 搅成汁。

吃法: 上下午分服。

说明: 本食疗方不仅甘甜濡润, 而且对痰热引起的眩晕有较好的辅助治疗功效。

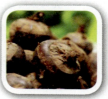
荸荠

气血两虚型, 拟补益气血, 强身定眩

气血两虚型眩晕, 可见头晕目眩, 耳鸣, 心悸, 失眠, 面色萎黄, 气短乏力, 苔薄质淡, 脉细缓。

何首乌煮鸡蛋

组成: 制何首乌30 g, 鸡蛋2个。

制法: 将制何首乌洗净, 切片, 与洗净的鸡蛋同入锅中煮30 分钟, 去除药渣即成。

吃法: 上下午分服, 同时饮用何首乌汁。

说明: 制何首乌滋阴养血, 为治疗血虚证的佳品。鸡蛋补血养心, 与制何首乌同煮后, 补益气血功效更强, 经常食用, 可从根本上缓解眩晕。

蜜饯龙眼红枣

组成： 龙眼肉250克，红枣250克，生姜30克，蜂蜜20克。

制法： 将龙眼肉、红枣洗净入锅，加水适量。先用大火煮沸，再改用小火炖煮至七成熟时，加入蜂蜜及生姜片，搅匀。继续用文火将红枣、龙眼炖熟，冷却后装入罐中备用。

吃法： 2次/天，每次各吃龙眼肉、红枣5粒。

说明： 本食疗方可作为气血亏虚所致老年性眩晕的滋补蜜饯，供茶余饭后当甜点服食。

> **肝肾阴虚型，法当滋补肝肾，养阴定眩**
>
> 此证眩晕脑空，午后、入晚加重，烦劳、思虑更甚，精神萎靡，腰酸膝软，耳鸣遗精，五心烦热，形体消瘦，舌质红，苔少，脉细弱。可选用以下食疗方。

桑叶黑芝麻粉

组成： 桑叶250克，黑芝麻250克。

制法： 将桑叶晒干，研成细粉。黑芝麻去除杂质，洗净晒干，研成细粉，与桑叶粉拌和均匀，瓶装备用。

吃法： 2次/天，6克/次，温开水送服。

说明： 本食疗方可用于各种肝肾亏虚、精血不足之证，对老年性眩晕、头发早白、皮肤干燥尤其有效。

麻桃蜜糕

组成： 黑芝麻100克，核桃仁150克，粳米粉500克，糯米粉500克，蜂蜜200克。

制法： 将黑芝麻、核桃仁炒熟研末与糯米粉、粳米粉拌匀，加入蜂蜜和水适量，揉成粉团，用糕模制成方糕，置于笼屉中，旺火蒸熟即成。

吃法： 当点心，随量食用。

说明： 本方中芝麻、核桃仁有软化血管、降低血脂等作用，制成米糕后使芝麻、核桃仁的滑肠作用受到牵制，更加适合肝肾两虚老年性眩晕患者的食用。

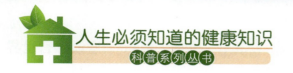

附录：访谈

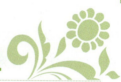

访谈一：近乎2／3的眩晕症病根藏在耳朵里

近乎2／3的眩晕症病根藏在耳朵里

张老伯，60多岁，身体一向比较健康，但近一段时间睡眠不太好。

这天准备午休时，他突然觉得有点晕，跟着眼前的家具就转了起来，感觉床头向下沉去，床尾像要立起来似的，不敢睁眼，不敢动弹，紧接着就是恶心、呕吐。发作数分钟后人若停止不动则眩晕停止，但是若位置再改变，眩晕又会发作。家人生怕他有脑血管的问题，带他到医院。CT、核磁、彩超、化验，一通检查之后，排除了脑血管的问题。但是，医生也说不出来是什么原因引起的眩晕，只是给开了一些增加血液循环的药(银杏叶片等)，慢慢好转了。可过了个把月，同样的毛病又犯了。有人介绍他到武警总医院耳鼻喉科就诊，经检查确诊为良性阵发性位置性眩晕症，是因为内耳中嵴帽上的小耳砂掉在半规管里而引发的眩晕。做了一次极为简单的复位治疗后，到现在一年多了，一次也没犯过，恢复得很好。

关于眩晕的滋味，差不多人人都有过或轻或重的体验。有人小时候玩儿"团团转"游戏，和小伙伴们比看谁转的圈数多，转得快，直到晕倒为止。还有很多人都有晕车、晕船、晕飞机的经历。眩晕是一种让人很难忍耐的痛苦感觉。剧烈的眩晕常常一下子就把一个人"打倒"，感觉天旋地转，让你站坐不能，动弹不得，恶心呕吐以及恐惧感伴随而来。在现实中，有不少人被"闹不清楚原因"的眩晕困扰着、折磨

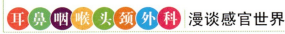

着，我们请武警总医院眩晕病研究所所长、耳鼻咽喉头颈外科主任单希征教授，给大家谈谈有关眩晕病的一些常识。

云里雾里——眩晕病找到病因是关键

记者（以下简称"记"）：单主任，最近医院引进了目前美国最先进的全套眩晕症诊治设备，成立了国内第一家眩晕病研究所，请您谈谈成立眩晕病研究所对众多的眩晕病患者就诊治疗有哪些好处？

单希征（以下简称"单"）：由于眩晕病的病因复杂多样，涉及多个学科领域，如耳鼻喉科、神经内科、神经外科、眼科、骨科(颈椎病)、老年病科、血液科、中医科等，因此患有眩晕病的患者常常是今天看这个科，明天看那个科，到处看，似乎各个科室都可以治疗眩晕病，形成了眩晕病"多科论治"的现状，其结果是很多眩晕病的原因搞不清楚，治疗效果也不能令人满意，总体诊治水平提高缓慢。

那么，国外眩晕病的诊治情况又如何呢？在欧美等国家，都建立了大型的眩晕病诊疗中心，比如在美国每个大城市都有一个眩晕病诊疗中心，实行"集中论治"的方式，检查及治疗设备先进，技术全面，将所有的眩晕病患者集中到诊疗中心治疗，治疗和康复的效果良好。为了与国际眩晕病诊疗模式相接轨，武警总医院引进了美国先进的全套前庭功能检查及治疗设备，并安装国内第一台三维滚轮耳石复位系统，建立国内第一家设备最全的眩晕病研究所，使眩晕病的研究趋于科学化、系统化、准确化。对眩晕病患者来说是件非常好的事情，对提高我国眩晕病整体诊治水平将有重要意义。

三大类型囊括百种眩晕

记：是不是所有的眩晕症到我们研究所来都能给找到病因？眩晕症大约有哪几类？

单：眩晕只是一种症状，不是疾病的名称，背后一定潜藏着某种疾病。我们引进的国际一流的眩晕病诊疗设备，能够完成前庭功能的系列化检查，为患者提供明确的诊断和治疗方向。

眩晕病的种类非常多，按照发生机理定位共分为三大类近百种。

前庭周围性眩晕也叫耳源性眩晕，占73%~87%，约占眩晕病的2/3左右。其病变在耳蜗前庭器官，起病突然，眩晕伴有明显的恶心呕吐，持续数分钟或数小时，可呈阵发性，有眼震症状。如梅尼埃病、良性阵发性位置性眩晕、前庭神经元炎、耳内带状疱疹、伴有眩晕的突发性聋、变压性眩晕、前庭迷路震荡等。

前庭中枢性眩晕也叫脑源性眩晕，占7%~10%，为全身某些病变累及前庭中枢引起的眩晕。起病缓慢，呈持续性，可持续数日数月。眩晕较轻，多向一侧移动感，头重脚轻，眼震方向无规律性或无眼震，体检常见脑干损害体征。如脑供血障碍、小脑出血、蛛网膜炎、脑膜炎、脑瘤和脑脓肿等。

非前庭性眩晕　占6%~15%，主要有以下种类：

1）眼源性眩晕：眼肌麻痹、青光眼、屈光不正、虹膜炎、视网膜炎等。

2）颈源性眩晕：颈椎病、颈肌不平衡。

3）血液和心血管系统性疾病引起的眩晕：高血压、低血压、贫血等。

4）消化和自主神经系统引起的眩晕：神经官能症、神经衰弱、失眠症、抑郁症等精神疾病。

5）更年期等内分泌性疾病引起的眩晕。

很多良性阵发性位置性眩晕未能及时诊断和治疗

记：发病率最高的是哪种类型的眩晕病？

单：最新研究发现：良性阵发性位置性眩晕(简称BPPV)占整个眩晕病的1/3，发病率最高。就像本文开头提到的那位老伯就属于这种类型。这种病好发于老年人，常有特殊的诱发体位。由于我国仪器设备和整体诊断水平的限制，该病能够得到准确诊断和有效治疗的患者只是少数，大多数患者经常在临床的多个科室之间辗转，得不到适当的诊断与治疗,当眩晕发作时,总是怀疑是不是心脏和脑血管出了什么问题?或是脑子里长了瘤子?还是有什么全身性的大病没查出来?承受着疾病和心理顾虑双重折磨。

记:良性位置性阵发性眩晕的发病原因是什么?治疗费用高不高?还会复发吗?

单:在人体的内耳里,有一套专门掌管人体平衡功能和位置感觉功能的精密结构,如半规管和前庭部分、内淋巴、嵴帽、小耳砂等,如果这些结构中任何一处出现了问题,就会引起平衡位置感觉异常,也就是眩晕。良性阵发性位置性眩晕的发病原因就是内耳"负责"平衡的耳石(也叫小耳砂)脱落,进入半规管,当姿势改变时,脱落的耳石就会在半规管内移动,影响内淋巴的平衡流动,造成眩晕症。三维滚轮耳石复位系统是治疗良性阵发性位置性眩晕的重大突破,费用不高,有效率可以达到92%,复发极少。

要警惕某些眩晕是危急重症的先兆信号

记:脑血管意外的眩晕症状来得凶猛吗?同时伴有哪些其他症状?

单:有一部分前庭中枢性眩晕是由中枢性急性病变引起的,要紧急诊断和处理。如眩晕伴有近期肢体麻木、言语表达能力下降等,应高度警惕脑梗死、脑出血、脑膜炎等,以免造成不良后果。脑血管意外的眩晕症状来的不是很猛烈,主要警惕有无上述伴随症状。

眩晕病的诱发因素要知晓

记:眩晕病(不包括中枢性眩晕)有诱因吗?生活中应如何注意?

单:着急、恼怒、紧张、恐惧、焦虑、劳累、睡眠不足等都有可能引起眩晕症的发作。

要学会调畅情绪,多与人们交流,注意劳逸结合,适当参加体育锻炼。避免劳累、情绪波动,睡眠要保持充足,饮食要清淡、少饮酒,有动脉硬化要适当用一些调节血液循环的药物,眩晕发作时要及时就诊,进行专业化的治疗,很快就会康复。

(梁海清文.原载《养生大世界》2008年第1期)

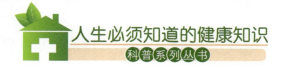
访谈二：目标：不再眩晕
——记武警总医院
耳鼻咽喉头颈外科主任、
中美眩晕病研究所
所长单希征

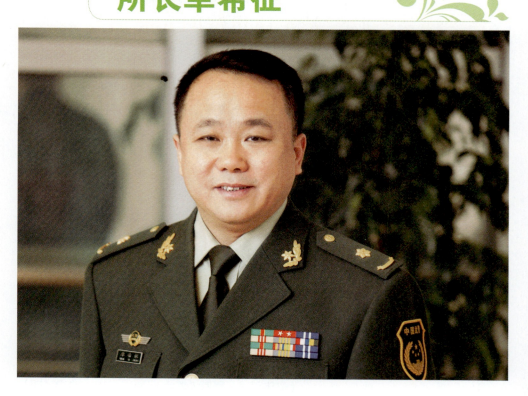

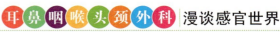
尽管约定的时间很早，但见到单希征时，他已经开始工作了。随后，我们的采访不断被敲门声和电话铃声打断，找他的人都是为患者的病情和手术。当采访被一位医生打断后，他站起来抱歉地对我们说："不好意思，我得去趟手术室，有个手术需要处理。"

匆匆而去，走路像风一样迅疾。

单希征是武警总医院耳鼻咽喉头颈外科主任，中美眩晕病研究所所长。长期以来，这样的"忙"就是他的生活。除了日常的耳鼻咽喉头颈外科的临床工作外，他把其他时间都用在了另一事业上，即眩晕性疾病的诊断和治疗。

经过20余年的钻研，这个"副业"硕果累累——获得多项重要研究成果。更为重要的是，凝结他20余年心血，由他带领的团队所研制的"前庭功能诊断治疗系统"已投入临床试用。自此，1/3曾是"疑难杂症"的眩晕病患者将能在几分钟内不再眩晕。

"偶然"造就的医学大师

头晕、恶心、呕吐，长期反复发作……看似眩晕病和耳鼻喉科相差甚远，可是单希征偏偏在这一领域作出了成就。

他把这一切完全描绘成"偶然"性的事件，包括他走上从医这条路。参加恢复高考后第一届考试时，他已经在海南岛当了3年兵。"当时我本着能考上什么学校就上什么的态度参加考试，没有想到我考得非常好，就上了第四军医大学，完全是偶然的。"他回忆道。

凭着在校期间的优异表现，1983年，他毕业后被分配到海军总医院耳鼻喉科工作，师从全国著名的耳鼻喉科专家、海军总医院副院长汪磊。在汪磊的指导下，他开始在业余时间钻研起了眩晕病的诊断和治疗。这项科研任务是导师分配的，又一个"偶然"！

随后的20多年里，他一边在耳鼻喉科的"主业"上精益求精，一边默默钻研着"副业"，把所有的业余时间都用在眩晕病研究上。

如今，"主业"上，他已是全国耳鼻咽喉头颈外科专业委员会委员、武警部队耳鼻

不再眩晕

咽喉头颈外科专业委员会主任委员、《中华耳鼻咽喉头颈外科》杂志等多家专业性杂志编委，享受全军优秀科技人才特殊津贴。"副业"上，他首先开展眼震图的扫视正弦跟踪试验并在国际上首次进行曲线分型，具有重要的临床意义，被称为"单氏分型法"；发明了便携式微机眼震电图仪，在国内最早进行了视频眼震图的临床研究工作；2004年，完成并出版国内第一部眩晕诊断学的专著《临床眼震图学》，填补了国内空白。

随着研究的深入，单希征逐渐认识到，"眩晕病的病因复杂多样，涉及多个学科领域，患者往往不知道自己应到哪个科室就诊，而各专科医生又由于对该病认识的局限性以及诊治经验的不足难以诊治。病人头晕，医生头疼。这种眩晕病'分科论治'、'对症治疗'的格局，其结果是不能令人满意的，总体诊治水平提高缓慢。"

基于此，一个大胆的设想在他脑海中浮现——成立一个综合性的，集合各个科室力量的，专门诊断、治疗眩晕病的部门。

2007年11月，这是单希征到武警总医院工作的第6个年头。在他的主导下，中美眩晕病研究所成立了，并建立了全国最先进的眩晕病实验室。"我从事眩晕病研究这么多年，就希望把我国眩晕病的研究提高到最先进的水平，为患者造福。"单希征如是说。

把传统手法用仪器实现

在中美眩晕病研究所，记者看到了一台装有可以进行任意三维旋转的座椅的仪器，这就是国际上最先进的"前庭功能诊断治疗系统"。这台仪器外表看似简单，却凝结着单希征20多年在眩晕病诊断和治疗上的心血。

这台仪器的研制要归功于他长期坚持结合临床搞科研的科研思路，"很多人搞科研方向是搞基础研究，而我却是结合临床搞科研。我认为科研必须要在临床用得上。"

据单希征介绍，近20年来，国内外医生在研究中发现，有1/3的眩晕病属于良性阵发性位置性眩晕，是由于内耳中掌管人体平衡的主要器官——前庭中的耳石掉落到感受人体姿势变换的半规管中所致。利用医生的手法，经过有序的体位变换，将掉进半规管的耳石复位至前庭后，眩晕症状即得到治愈。一次复位成功率达80%，

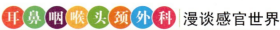

两次复位者还有10%以上可以成功，因此可以达到90%以上的治愈率。

"手法复位可以说是立竿见影，解决了医生多年的困惑。但是，手法复位与医生的经验有关，毕竟是比较粗糙的，如复位速度不易统一，复位角度不准确等，因此手法复位并不易普及。"单希征说。

于是，研制一台新式仪器的构想开始在他脑海中浮现，这台仪器可以精确地按照一定的速度和角度让患者进行体位变换，以达到治愈的目的。

此时，一种名叫三维轴向耳石复位仪的医疗设备在美国诞生了。不久后，单希征参与研制的国内第一台设备也于2006年在武警总医院投入临床研究。

"但第一代仪器还很粗糙，我理想中的仪器应该是全自动的。"科学研究永无止境，不久后，他带领一支高科技人才团队开始向新的目标发起冲锋。

仪器的硬件和软件都要重新开始设计。为了实现单希征的想法，科研团队完全摒弃了第一代仪器中"三轴"的概念，而是重新设计出了一种新型的三维旋转的座椅。此外，他还把自主研制的眼震仪应用到这台仪器中，以精确地对患者进行信息采集。而仪器的软件全部是根据他的临床经验进行编程，把他多年的治疗经验和手法移植到仪器上。通过软件，医生可以直接控制患者体位变换的角度、时间和加速度等。

经过2年的刻苦攻关与科技创新，靠着多方筹借来的500万元人民币的经费，2010年初，新一代具有完全自主知识产权的全自动化耳石复位仪研制成功，命名为SRM—4"前庭功能诊断治疗系统"，临床试用效果非常好。而与单希征同时研制成功的美国同类仪器，则投入了相当于其8倍的资金。据了解，目前，全世界只有中国、美国、法国3个国家刚刚研制出这种仪器。

解除1/3眩晕病人的痛苦

北京市十一学校英语刘老师，因为劳累导致眩晕病，好几年都没有治好，严重影响工作和生活。几个月前，她听说单希征是这方面的专家，便抱着试试的态度来到这里。在刚刚投入临床试用的"前庭功能诊断治疗系统"上，她被诊断为耳石脱

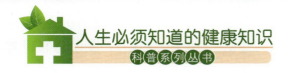

落,而后随着座椅的旋转改变体位,仅仅几分钟,她的眩晕症状便减轻了,随后的第二次复位彻底治愈了困扰她多年的眩晕病。如今,她又恢复了以前开朗的性格。

其实,像她这样幸运的患者以前很少见,很多眩晕病患者都是几个月甚至几年都难以治愈。统计数据显示,全国每年有780万人会患上这种眩晕症,仅北京每年就有10万患者。

"通过这套系统,一个略加培训的医生就可以完美地实现所有手法,其中还包括以往人力无法完成的体位变换,几分钟就可以完成诊断和治疗。同时,这套系统还具有很大的科研价值。过去国内外的眩晕诊断都是检查水平半规管,这个仪器出现后,就可以检查垂直半规管。"单希征介绍道。

单希征毫不掩饰自己的自豪之情:"虽然它的研制是一个非常艰苦的过程,但我却有着极大的成就感,因为它可以推动我国眩晕病治疗的发展。这套系统是建立在我20多年艰辛的科研基础上的,包含着整个科研团队的心血。为了保证眩晕病研究的进行,我很少有时间能顾得上家里,每天早上7点多来到单位,直到晚上10点多才离开办公室,利用一切点滴时间做科研。家里的一切,包括孩子上学等事情都是夫人操心。但是,我觉得值!"

记者了解到,眩晕病的科研难度较大,很多医生接触不久后就放弃了继续前进的勇气,而单希征却在这条路上摸索了20多年!

随便在网上一搜,便可发现患者们对单希征的溢美之词比比皆是,这是单希征对患者的大爱。如果没有这种大爱,很难想象一个医生会在这么一条艰难的科研之路上跋涉前行这么多年。

"接下来,我将会研究如何把这套系统改进,以用于航天员和飞行员的训练上,将来还要用它来治疗晕车、晕船问题。"谈到下一步的研究目标时,记者看到单希征眼中闪烁的不仅是信心,更有着继续前行的勇气。

(张 强,林红喜文.原载《科技日报》2010-8-17.)

(本章编者:孙劢、彭新、戴静、李娜)

中美技术合作眩晕病研究所简介

不再眩晕

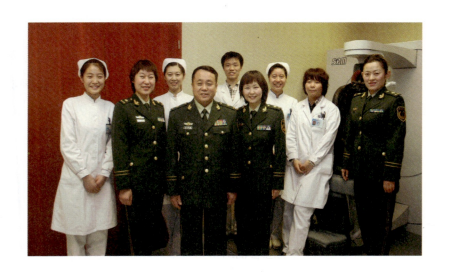

　　武警总医院中美技术合作眩晕病研究所成立于2007年，由我国著名耳鼻咽喉头颈外科和眩晕病学专家单希征教授担任所长。

　　眩晕是临床上常见的症状，目前国内多数医院对眩晕性疾病仍然采用"分科论治"的模式，与发达国家存在一定的差距。建立多个眩晕病诊疗中心，这是国内眩晕病诊治的趋势，也能缩短与国际眩晕病诊治水平的差距，尽快提高国内眩晕病的诊断与治疗水平，更好地造福于广大眩晕病患者。

　　为了与国际眩晕病诊疗模式相接轨，我院与美国平衡中心进行技术合作，引进

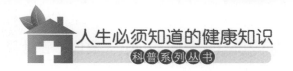

了美国先进的前庭功能检查及治疗设备，建立国内第一家设备齐全的眩晕病研究机构，使眩晕病的研究更加趋于科学化、系统化、准确化。全套设备包括美国EDI红外线/视频眼震图系统、德国ATMOS varioair型前庭双温试验仪、VTS2000型前庭功能检查系统、SportKAT动态平衡功能测试训练仪等，并自主研发国际领先的三维滚轮耳石复位系统、SRM-IV型良性阵发性位置性眩晕诊疗系统，治疗良性阵发性位置性眩晕取得了突破性进展。这些国际一流的眩晕病诊疗设备能够完成前庭功能的系列化检查，为疑难眩晕患者提供比较明确的诊断，还可针对病因为患者制定个性化治疗方案。

研究所邀请国外著名专家担任客座教授，多次举办全国性的眩晕病学习班，并承办全军及北京地区耳鼻咽喉头颈外科专业学术会议。研究所在国内同领域具有较高的学术地位，成立5年来共接诊来自全国各地的眩晕患者10000余人次，解决了患者的疾苦，得到了医患的高度赞誉。